健康ライブラリー　イラスト版

心臓弁膜症

よりよい選択をするための完全ガイド

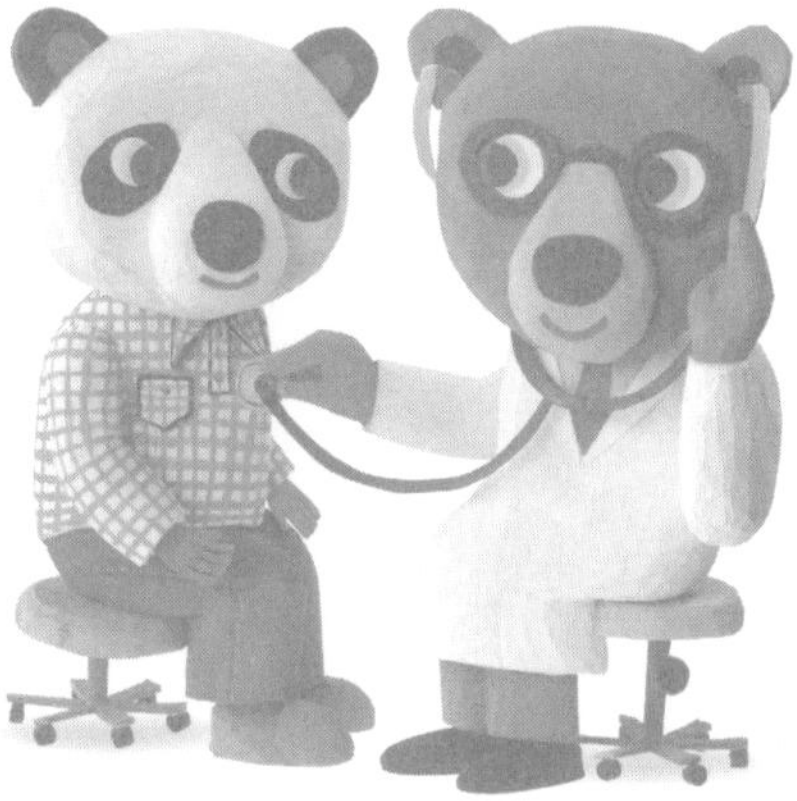

国際医療福祉大学三田病院
心臓外科特任教授
加瀬川 均 監修

JN047708

講談社

まえがき

皆さんは心臓弁膜症という病気のことをご存知でしょうか。

自分とは関係ない特殊な病気、と思っている方が多いのではないでしょうか。この耳慣れない「弁膜症」という心臓の病気、じつは心臓手術のなかでは今、最も多いのです。日本胸部外科学会の報告によると、弁膜症の手術は一九九七年から二〇〇七年の一〇年間に二倍に増え、さらに二〇〇七年から二〇一七年までの次の一〇年の間にも一・五倍と増えつづけています。

弁膜症を放置すると心臓の筋肉がだんだんと悪くなって心不全に陥るようになります。ひと昔前には、心不全で入院をくり返していた人に手術がおこなわれることが多かったのですが、そうなる前に手術をしたほうが、結果がよいことがわかってきました。

この病気は症状が出にくいということが大きな特徴です。とことん悪くなるか、弁に穴があくなど急におこるもの以外は症状が出にくいのです。

したがって、なにも症状のない人が、健診で心臓に雑音があると言われ、検査を受けたら「弁膜症がかなり進んでいて心臓の手術が必要です」と言われて驚く、こういうケースが非常に多い。自分には関係ないと思っているあなたも、すでに中くらいのレベルの弁膜症になっているかもしれないのです。

二〇世紀末から二一世紀にかけて弁膜症の診断や治療は大きく様変わりし、治療の選択肢も増えました。

今それらをあらためて整理すべき時期に、実例を挙げイラストを交えながら「できるだけわかりやすい本を」と心がけ、読者に寄り添った一冊の弁膜症の本を作り上げることができました。

初めて弁膜症という言葉に直面したあなた、手術が必要と言われて驚いているあなた、経過観察でよいと言われたが心配しているあなた、この本によって皆様の疑問や不安が解消し、適切な治療選択につながることを願っております。

国際医療福祉大学三田病院
心臓外科 特任教授
加瀬川 均

心臓弁膜症 よりよい選択をするための完全ガイド

もくじ

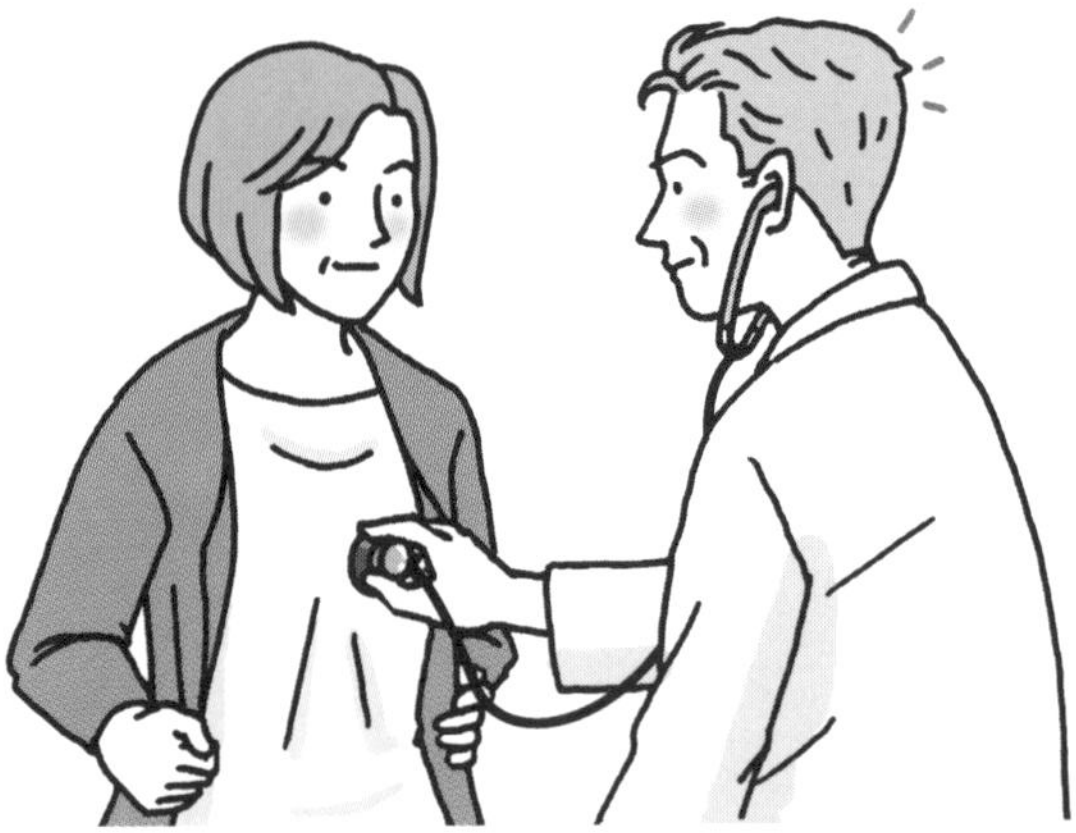

1 弁膜症とは、どんな病気か 9

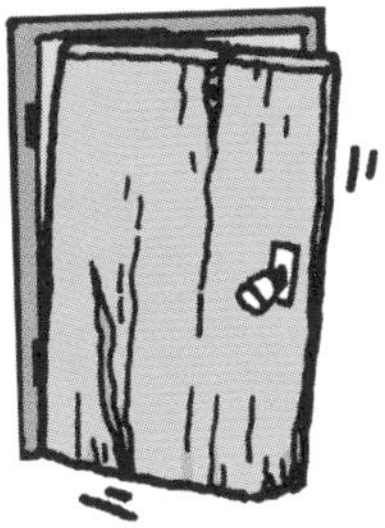

4 カテーテル治療と外科手術 61

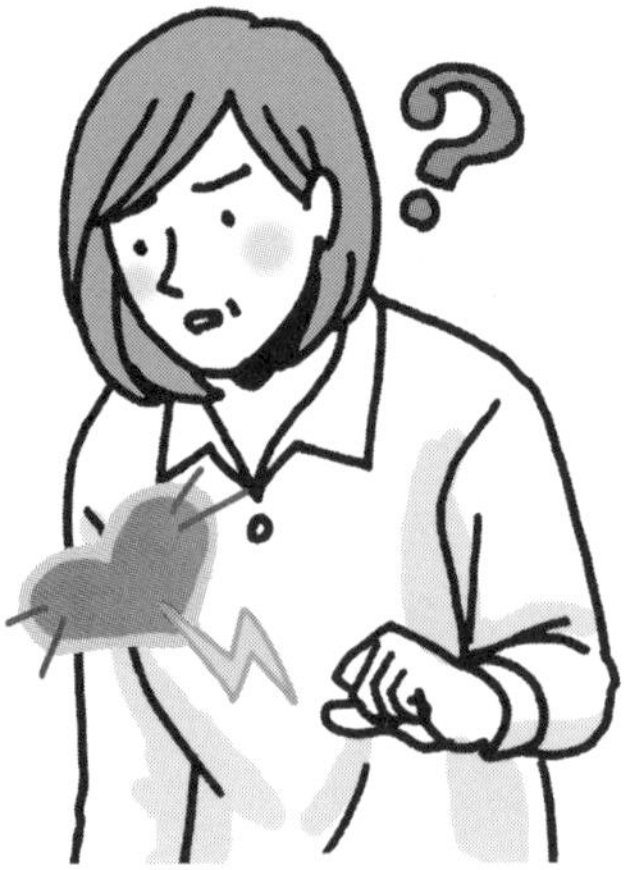

5 手術後の自己管理と生活の注意点 83

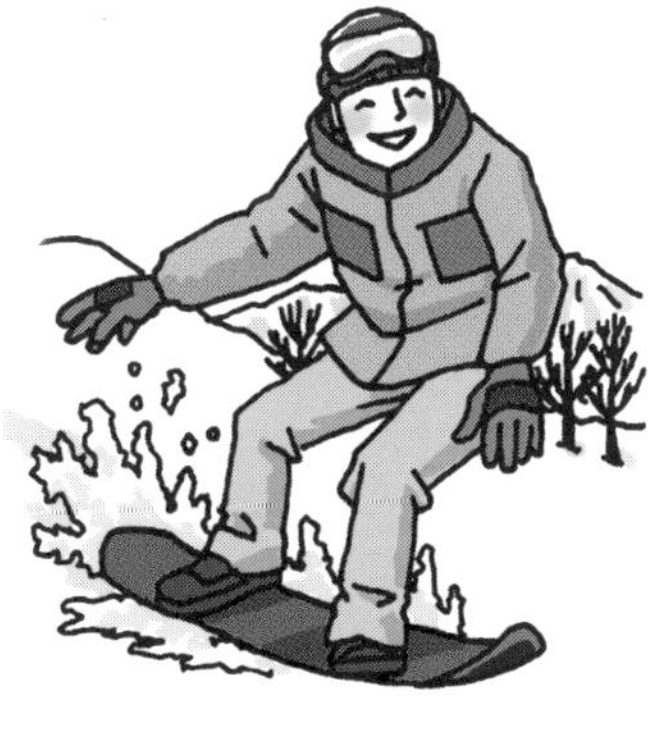

明日はわが身!? 心臓弁膜症と診断された二つのケース

Aさん
Bさん

「心臓弁膜症」は、あまりよく知られていない病気です。自分には無関係と思っている人も多いでしょう。しかし、実際は違います。患者数は増加しており、いつ、誰におこってもおかしくありません。そんな経験をした二人のケースを紹介しましょう。

「心臓に雑音がある」と言われた Aさんの場合

●受診するきっかけ

Aさんは45歳の女性。せきが出て少しだるさもあったため、かぜだと思い、かかりつけの内科を受診しました。胸の聴診を受けたところ、思いがけない診断を受けたのです。

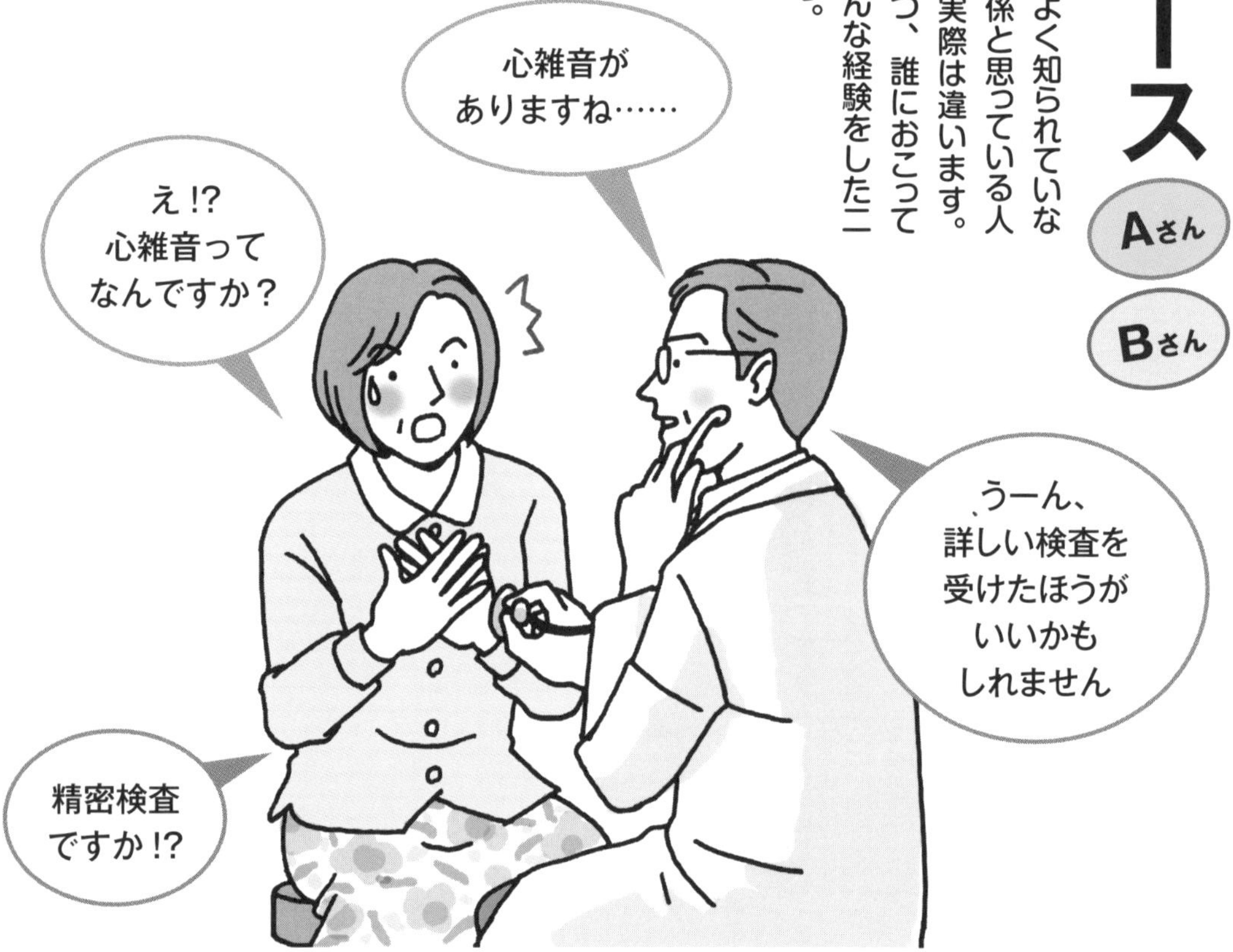
心雑音がありますね……
え!? 心雑音ってなんですか？
うーん、詳しい検査を受けたほうがいいかもしれません
精密検査ですか!?

いきなり手術が必要と診断された
Bさんの場合

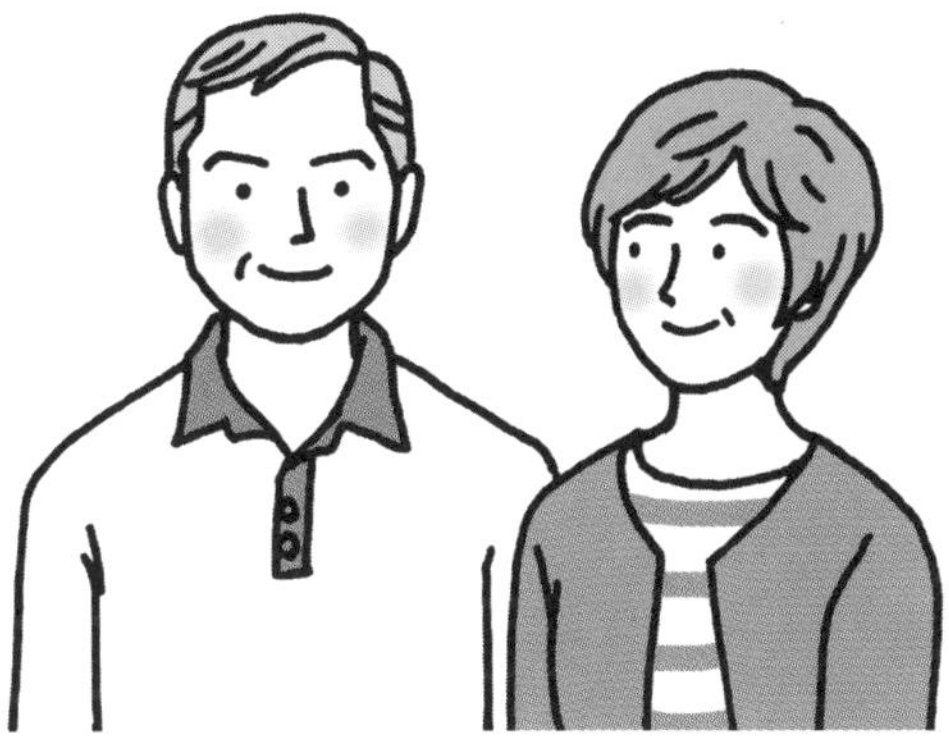

●受診するきっかけ

Bさんは65歳で定年退職したのをきっかけに、夫婦で初めて人間ドックを受けました。定年後の仕事も決まり、健康チェックをしておきたかったからです。

これまでも勤務先の定期健康診断を受けており、大きな病気はないと思っていました。ところが、初めて受けた心エコー検査で、Bさんは心臓の異常を指摘されたのです。

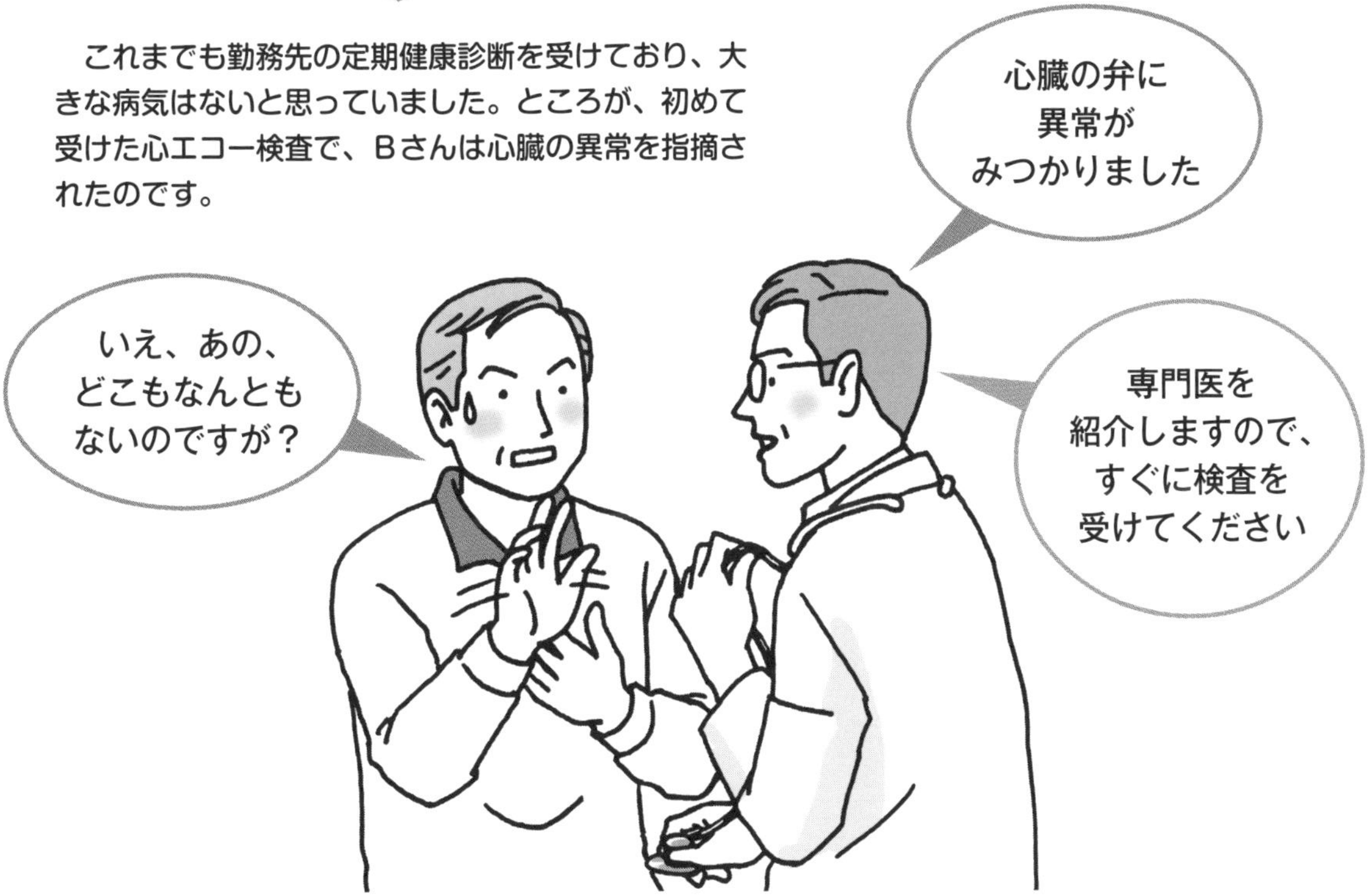
心臓の弁に異常がみつかりました
いえ、あの、どこもなんともないのですが？
専門医を紹介しますので、すぐに検査を受けてください

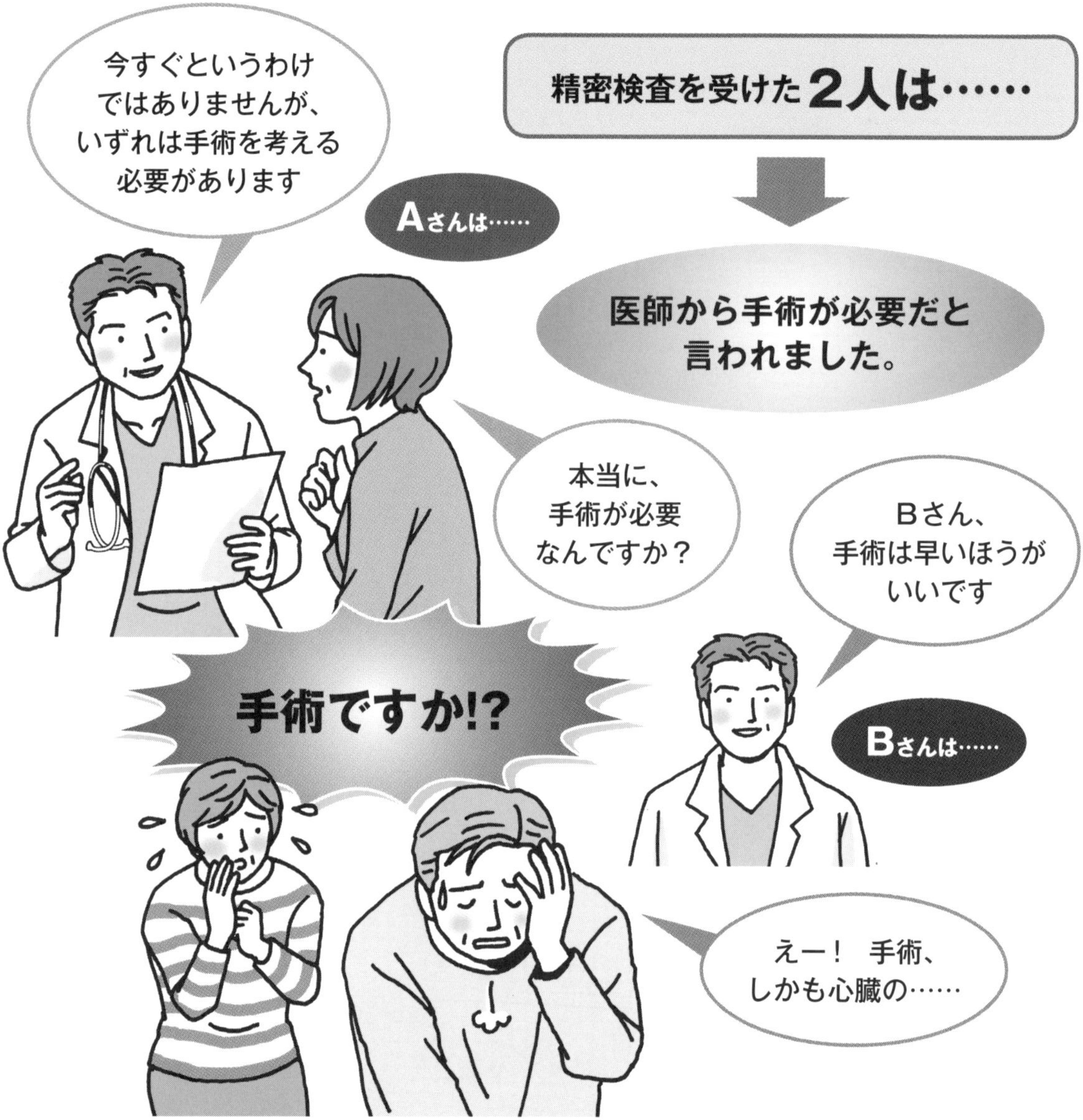
精密検査を受けた2人は……
医師から手術が必要だと言われました。
今すぐというわけではありませんが、いずれは手術を考える必要があります
Aさんは……
本当に、手術が必要なんですか？
Bさん、手術は早いほうがいいです
Bさんは……
手術ですか!?
えー！　手術、しかも心臓の……

どうして手術に？　この間の事情は……　Aさん→P14へ　Bさん→P26へ

1

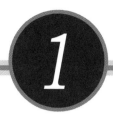

弁膜症とは、どんな病気か

弁膜症は、正しくは「心臓弁膜症」といいます。
病名から、「心臓の病気らしい」とは思っても
「よく知らない」という人も
少なくありません。
まず、弁膜症とはどのような病気なのかを
知っておきましょう。

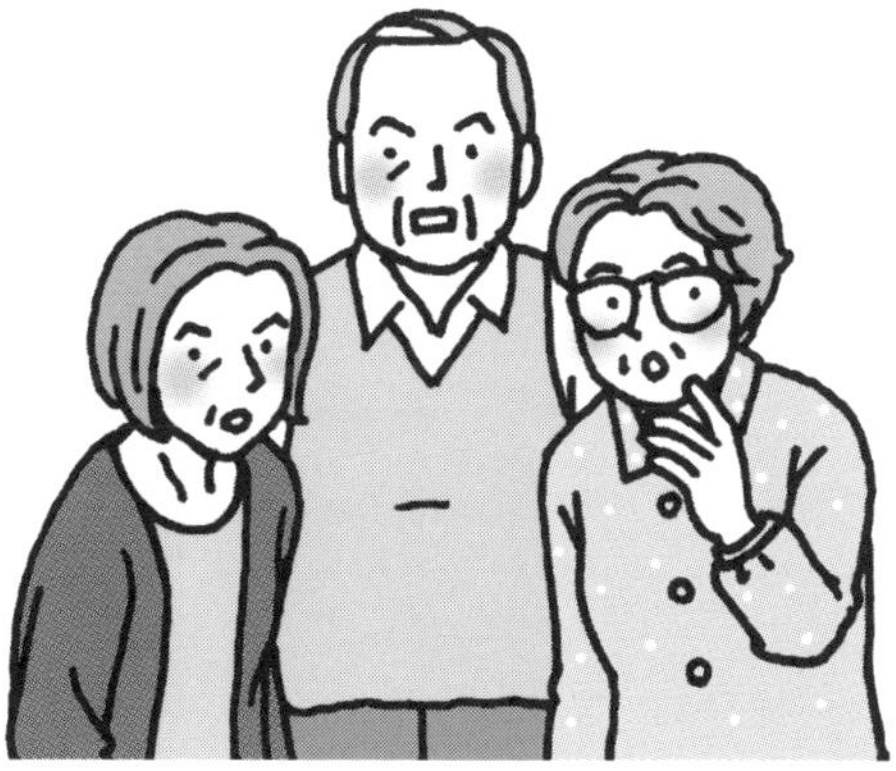

弁膜症の実態

患者数・手術数とも多いのに知られていない

心臓病といえば心筋梗塞が最も多いのではないかと思われているようですが、そうではありません。手術数をみると弁膜症のほうが多く、推計患者数は二〇〇万～三〇〇万人*といわれています。

心臓病＝心筋梗塞・不整脈だけじゃない

心臓の病気といえば、発作がおこる狭心症や心筋梗塞といった虚血性心疾患や、脈が速くなったり飛んだりする不整脈がよく知られています。しかし、心臓弁膜症についてはほとんど認知されていません。

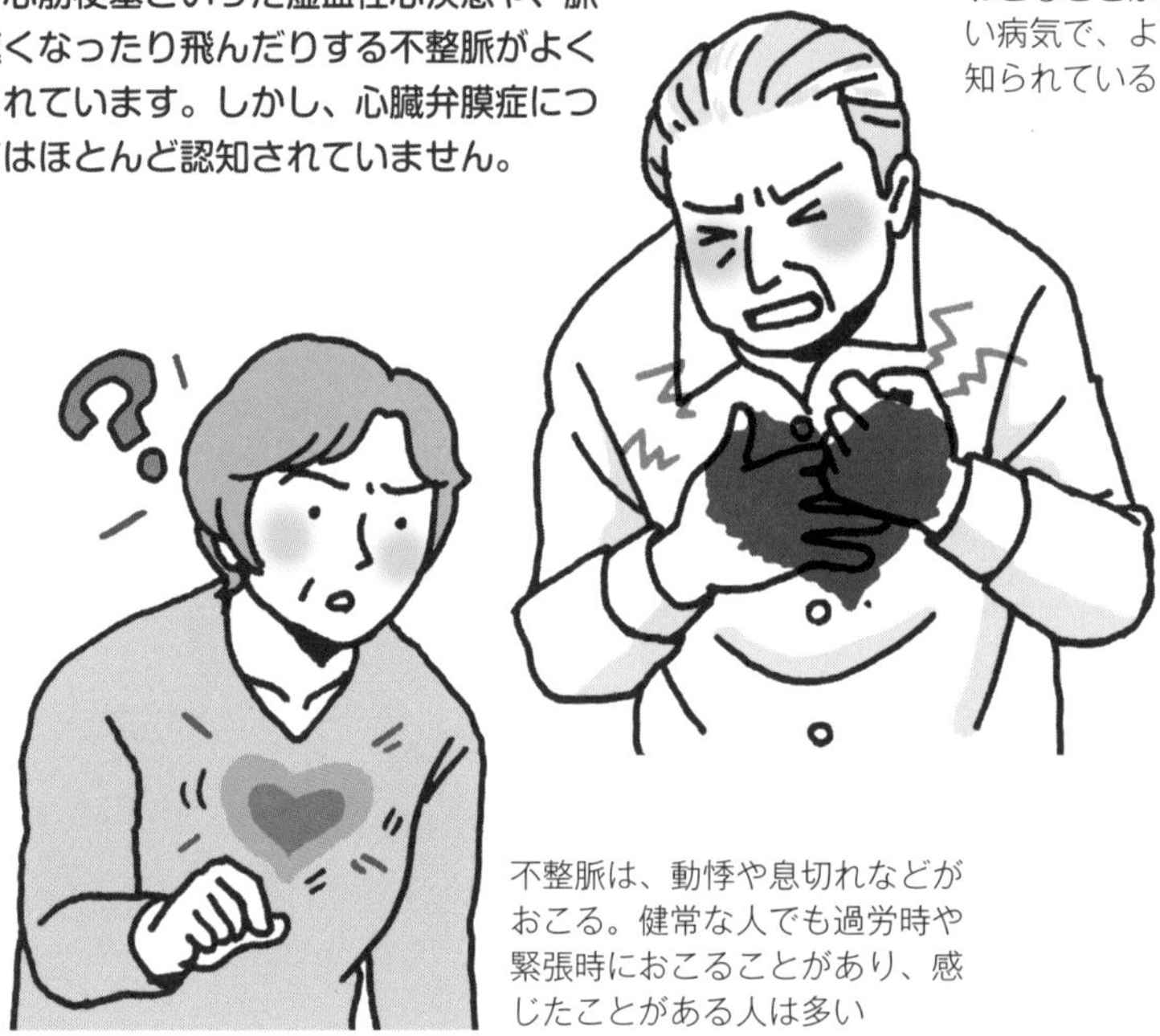
心筋梗塞は突然、胸に強い痛みがおこることが多い病気で、よく知られている
不整脈は、動悸や息切れなどがおこる。健常な人でも過労時や緊張時におこることがあり、感じたことがある人は多い

心筋梗塞や動脈瘤より多く、年々増加している

心臓弁膜症は、近年増加傾向にある病気です。ところが、まわりの人に聞いてみても「弁膜症なんて病気、知らない」という答えのほうが多いかもしれません。

その理由には、弁膜症があっても無症状の人が多いことや、症状に気づかないことが影響していると考えられます。弁膜症では、心筋梗塞のように痛みを伴う強い発作がおこるなど自覚症状が現れることはまれです。症状に気づかなければ自ら進んで受診する人がいなくて当然です。

また多くの場合、病気の進行が非常にゆっくりであることも関係しています。病気がかなり進行す

*2017年、公益財団法人日本心臓財団による

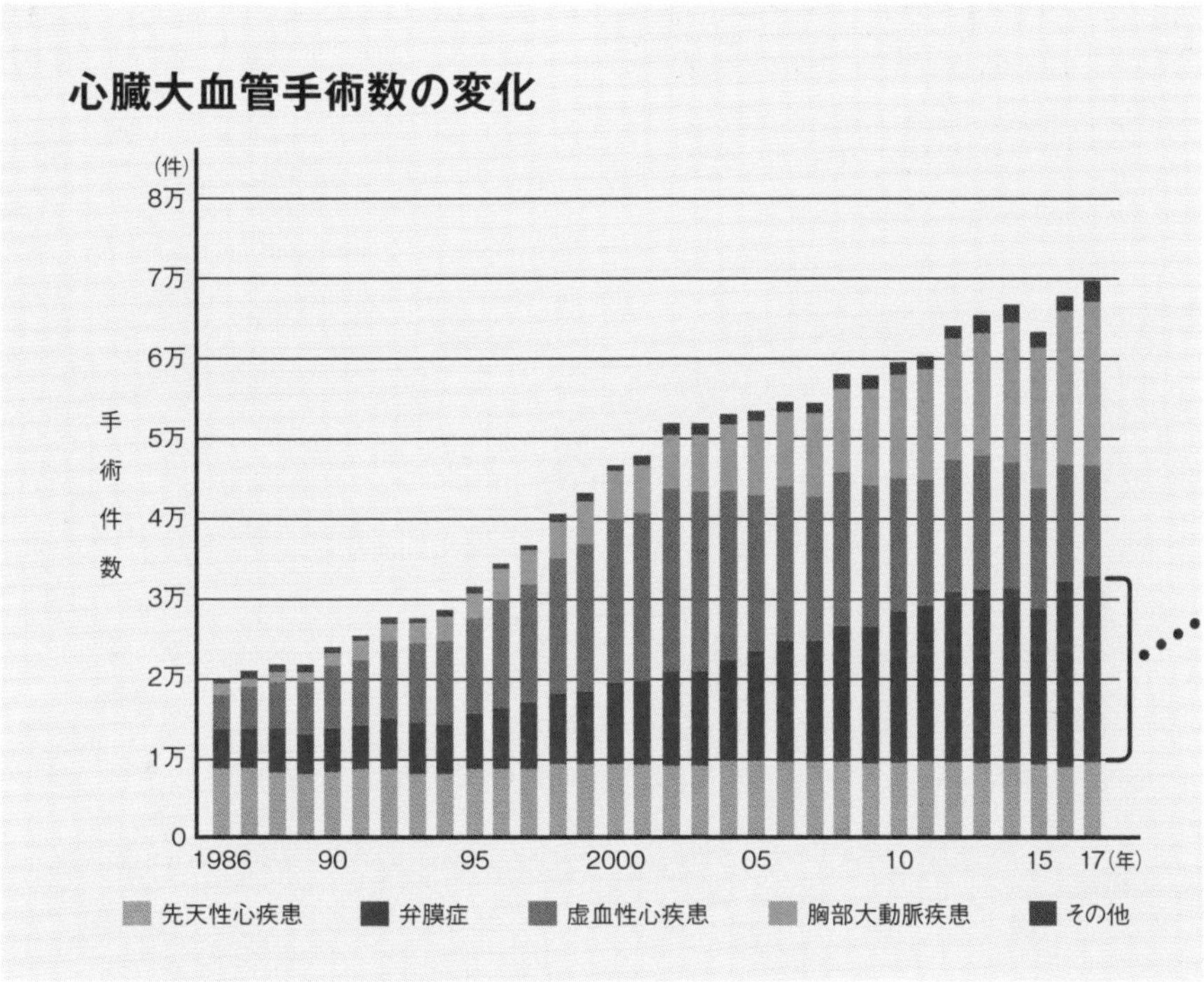
心臓大血管手術数の変化
（件）
8万
7万
6万
5万
4万
3万
2万
1万
0
手術件数
1986
90
95
2000
05
10
15
17（年）
先天性心疾患
弁膜症
虚血性心疾患
胸部大動脈疾患
その他

注目！

弁膜症の手術数は右肩上がりに増えている

近年、心臓病のなかでは、最も増え方が著しい病気

グラフは、弁膜症によって心臓手術を受けた患者数の推移を示したもの。弁膜症で心臓手術をした人は年々増えている。2017年は2007年から約53％も増加し、心筋梗塞や大動脈瘤による手術の数を追い抜いている

●虚血性心疾患：狭心症、心筋梗塞など
●胸部大動脈疾患：大動脈瘤、大動脈解離など

Thoracic and cardiovascular surgeries in Japan during 2017
Annual report by the Japanese Association for Thoracic Surgery

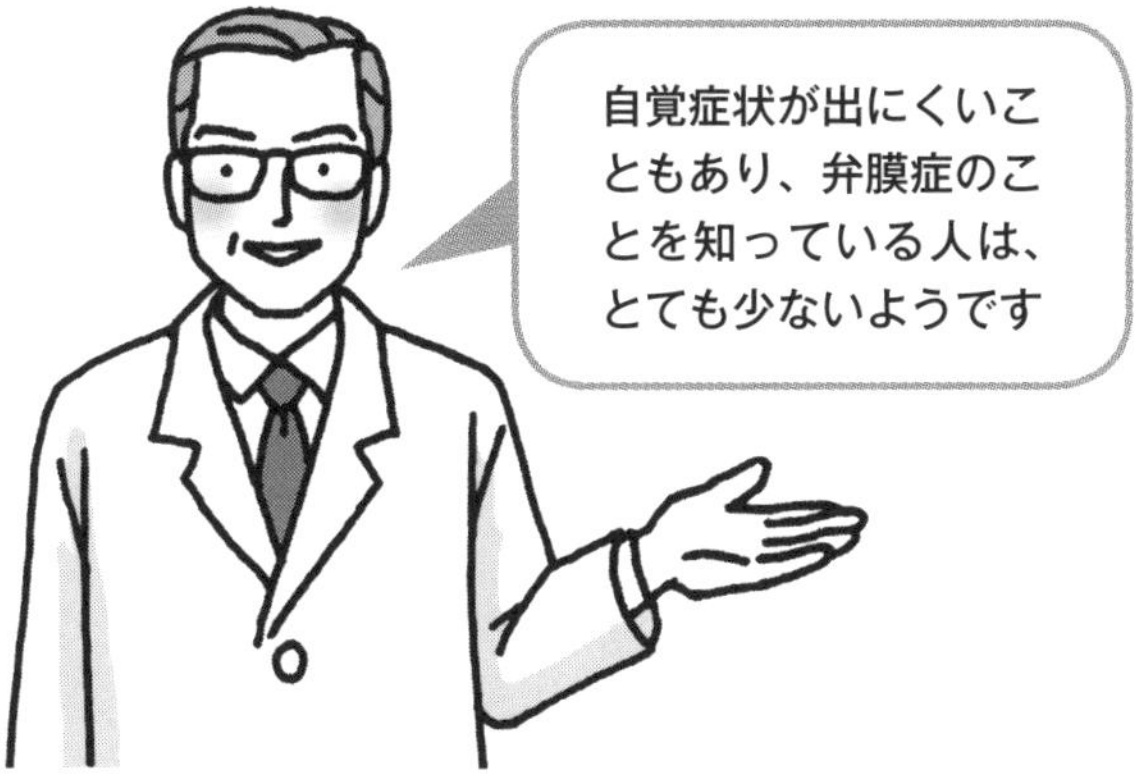
自覚症状が出にくいこともあり、弁膜症のことを知っている人は、とても少ないようです

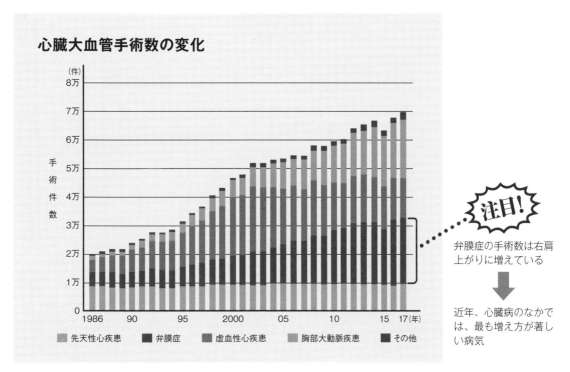

るまでは、軽い息切れや動悸があったとしても加齢のせいにされるのが関の山でしょう。

しかしながら、弁膜症によって心臓手術を受けた人は心筋梗塞や大動脈瘤よりも多く、年々増加しています（上グラフ）。

つまり、弁膜症はあまり人々に知られていないけれど、ぜひ知っておきたい病気なのです。

どんな人が注意すべき？

いつ・誰におこってもおかしくない

弁膜症は比較的高齢の人にみつかっていますが、「若い人にはおこらない病気だろう」などとは言えません。二〇代でも三〇代でもみつかることがあり、性別も関係ありません。

年齢や性別に関係なく、誰でもなりうる

国内でおこなわれた調査によると、高齢になるほど弁膜症と診断される人が多くなっています。七五歳以上の高齢者では、一〇人に一人が、弁膜症と診断されます。

こう言われると「高齢者の病気じゃないか」と思うかもしれませんが、そうではありません。多くの弁膜症は進行がゆっくりであるため、高齢になるほどみつかる人が増えてくるだけです。

若くても気づいていないだけで、すでに弁膜症がおこっている可能性はあります。

生まれてすぐに弁膜症がみつかって、小児期に弁膜症の手術を受けることもあります。

高齢者に多い？

弁膜症のおこり方は一様ではありません。数年〜数十年かけて徐々に進む場合、高齢になってからおこる場合、年齢に関係なく急におこる場合などさまざまです。

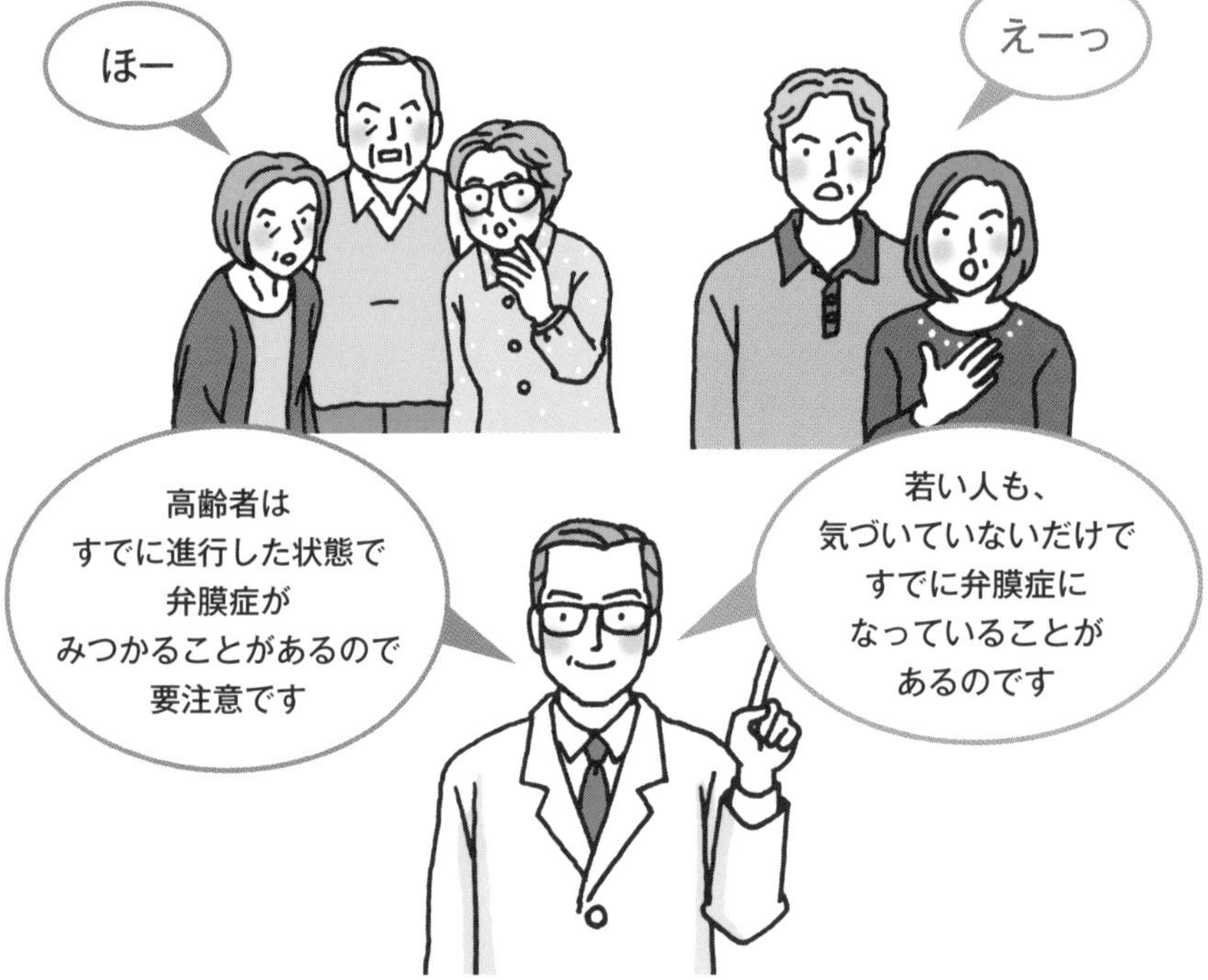
ほー
えーっ
高齢者はすでに進行した状態で弁膜症がみつかることがあるので要注意です
若い人も、気づいていないだけですでに弁膜症になっていることがあるのです

弁膜症は誤解・誤認識だらけ

弁膜症はあまり知られていないうえに誤解され、
多くの人が自分には無関係の病気だと思っています。

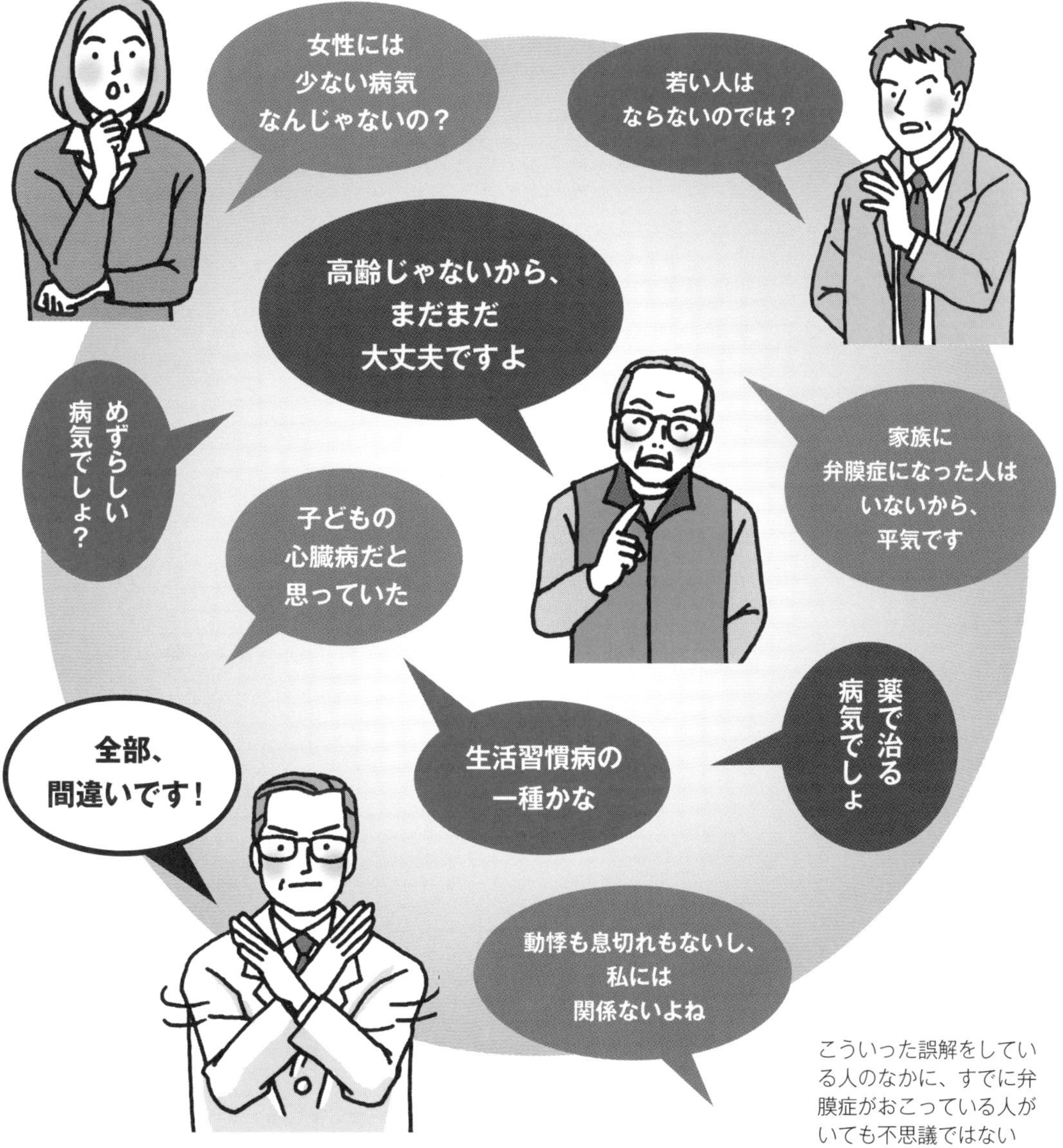
女性には
少ない病気
なんじゃないの？
若い人は
ならないのでは？
高齢じゃないから、
まだまだ
大丈夫ですよ
めずらしい
病気でしょ？
家族に
弁膜症になった人は
いないから、
平気です
子どもの
心臓病だと
思っていた
薬で治る
病気でしょ
全部、
間違いです！
生活習慣病の
一種かな
動悸も息切れもないし、
私には
関係ないよね

こういった誤解をしている人のなかに、すでに弁膜症がおこっている人がいても不思議ではない

ケーススタディ
1

かぜで受診し、心雑音を指摘されたAさん

弁膜症は自覚できる症状があまりなく、早期発見には胸の聴診がとても有効です。Aさんはたまたま受診した際の聴診で異常を指摘され、精密検査を受けることになったのです。

循環器科で精密検査を受ける

P6～8の
Aさんの事情

Aさんは心雑音があるため、精密検査が必要でした。胸部X線検査、心エコー検査、心電図検査などをおこないました。

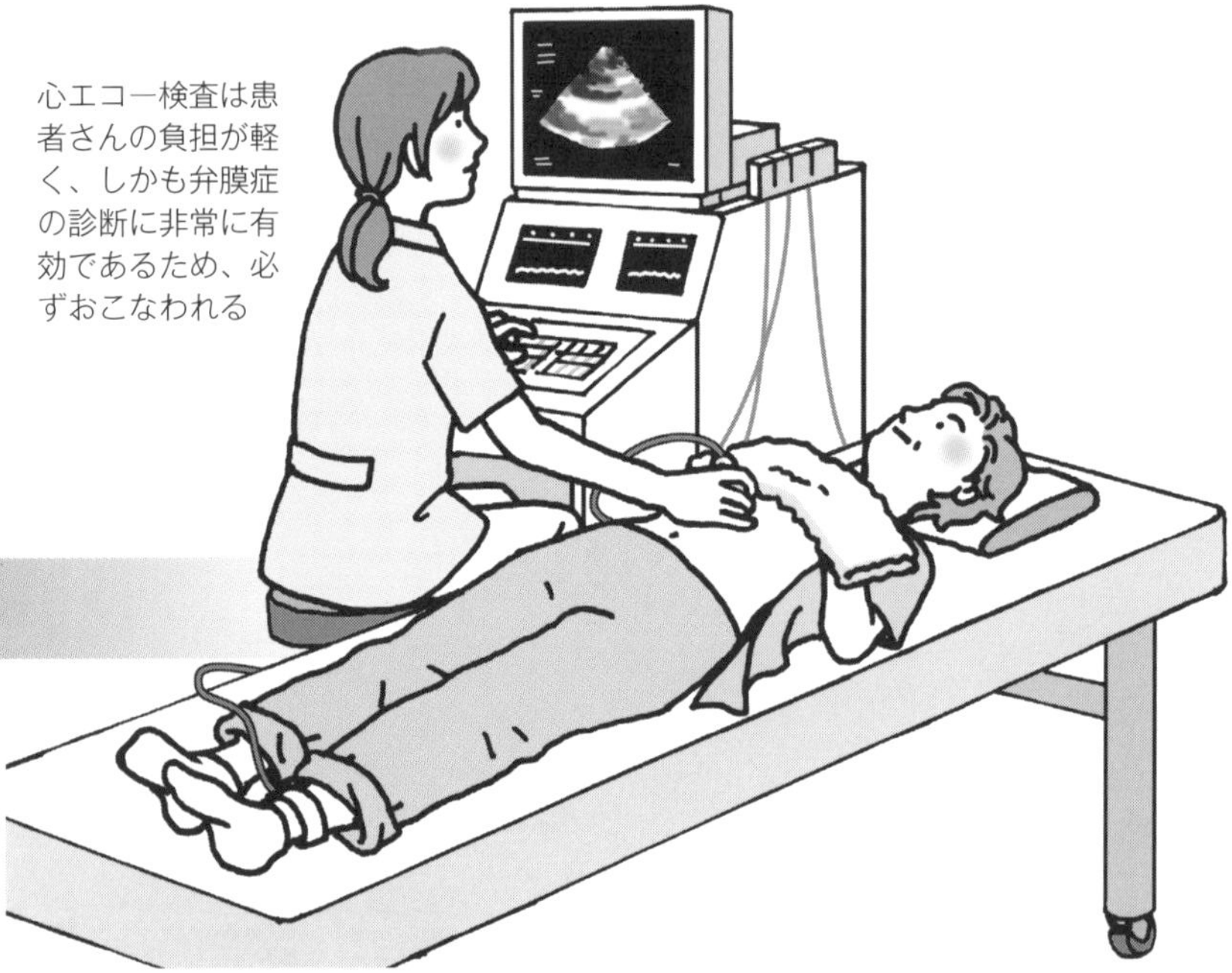

心エコー検査は患者さんの負担が軽く、しかも弁膜症の診断に非常に有効であるため、必ずおこなわれる

かかりつけ医に心臓の専門医を紹介される

かぜをひき、かかりつけ医を受診したAさんは、胸の聴診で心雑音があると言われました。そして精密検査を受けるようにすすめられ、かかりつけ医から紹介されて専門病院に行きました。

Aさんは精密検査を受けに行ったものの、まだ半信半疑でした。医師に言われたので「念のため」ぐらいの気持ちででした。

そもそも心臓に異常があることを示すような症状がなにもないうえ、これまでにも大きな病気をしたことがなかったのです。過去に入院したのも子どもの出産時だけで、健康にはとても自信がありました。

Aさんの診断結果

・中等度の僧帽弁閉鎖不全症
・年１回の定期検査で経過を観察する
・既往歴、服薬歴なし

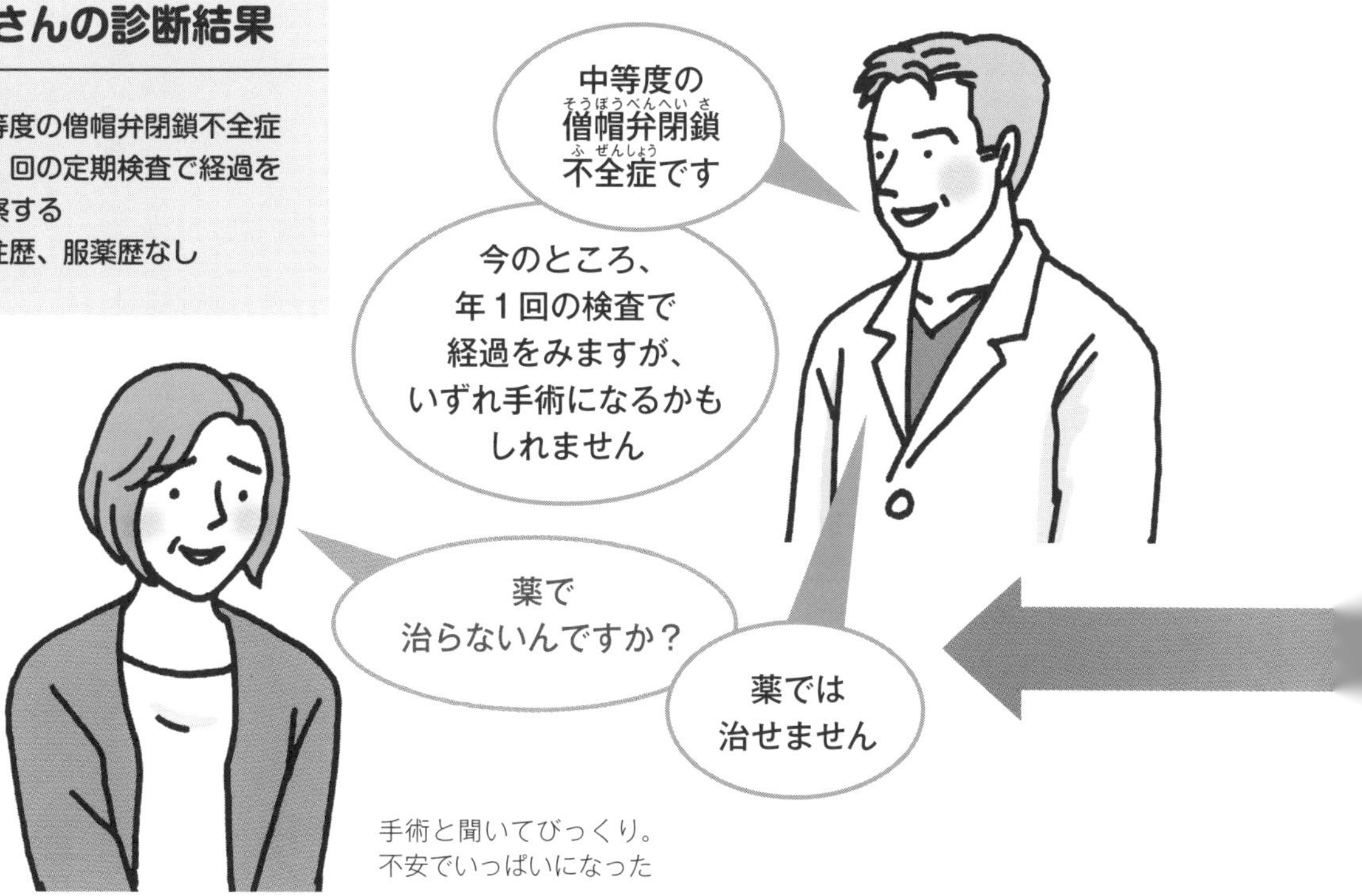
中等度の僧帽弁閉鎖《そうぼうべんへいさ》不全症《ふぜんしょう》です
今のところ、年１回の検査で経過をみますが、いずれ手術になるかもしれません
薬で治らないんですか？
薬では治せません

手術と聞いてびっくり。不安でいっぱいになった

年一回の定期検査で手術の適応を検討する

精密検査の結果、Aさんは中等度の弁膜症であることがわかりました。今すぐに手術が必要ではないものの、年に一回程度定期的に検査をおこなって状態を観察する必要があると言われました。

無理をしないで普段どおりの生活を

心臓手術という言葉にAさんはかなり動揺し、家事はどうすればいいのか、走ったりしてはいけないのか、仕事は続けても大丈夫かなど、迷うことがたくさんありました。

医師からは「普通に生活してよいが、無理はしないこと、気になる症状が出たらすぐに受診するように」と注意されました。

Aさんの例は、本人にはなにも自覚症状がなくても弁膜症になっていることがあるという、典型的なケースでした。

みつけるには？

発見には胸の聴診が最も重要かつ有効

弁膜症は無症状であることが多く、症状があっても自覚しにくい病気です。

そのため、症状からの早期発見はたいへん難しい病気です。最も有効なのは胸の聴診です。

心音から得られる情報

心音とは、血液を循環させるために心臓が拍動し、心臓の扉（弁）が閉まる際に発生する音です。通常は「ドックン・ドックン」と規則正しく聞こえますが、心臓になんらかの異常があると心音にも異変が現れます。聴診ではその異変を聴き取ります。

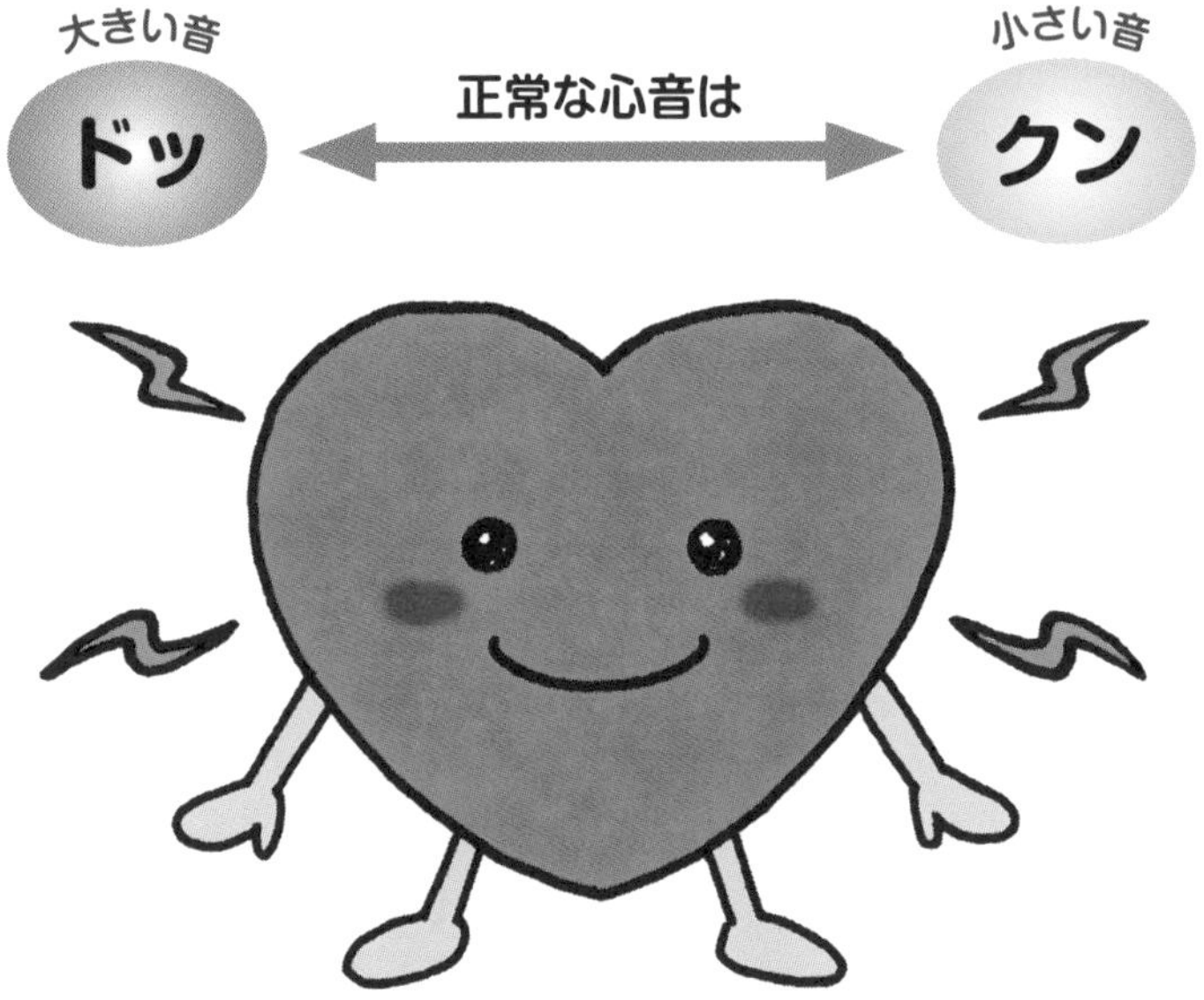
大きい音
ドッ
正常な心音は
小さい音
クン

正常なとき

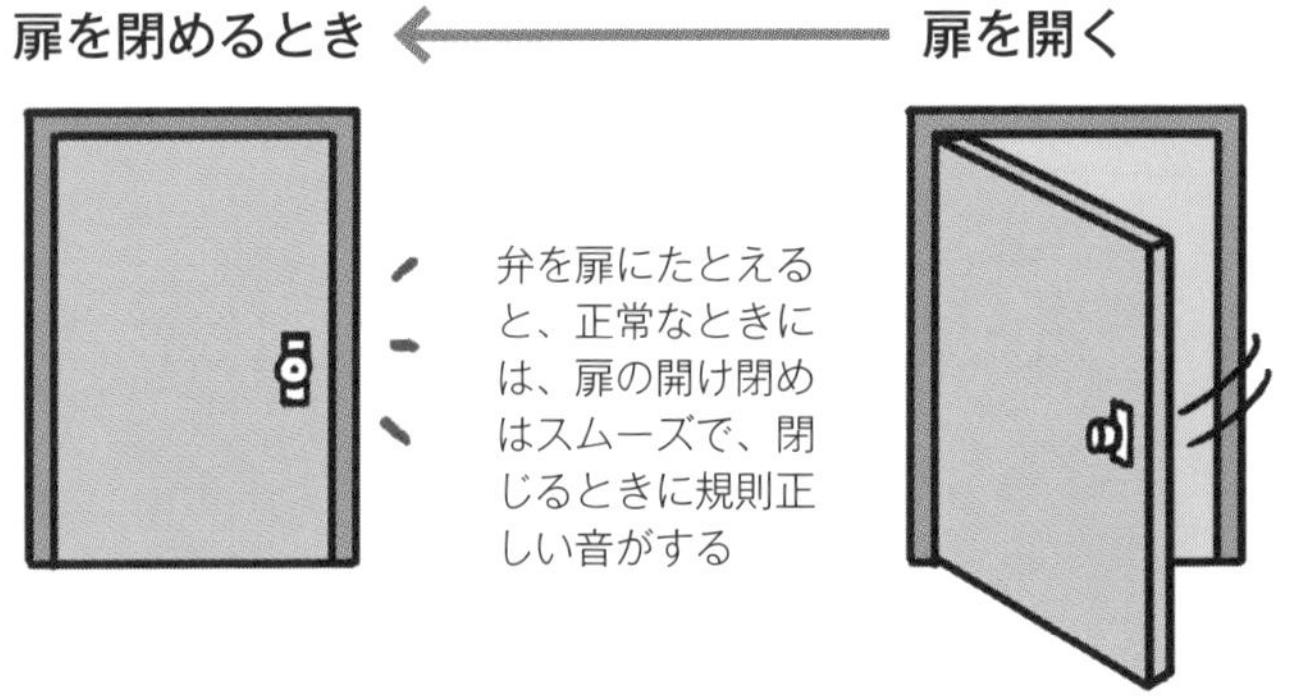
扉を閉めるとき
扉を開く
弁を扉にたとえると、正常なときには、扉の開け閉めはスムーズで、閉じるときに規則正しい音がする

聴診で心雑音をチェック

聴診では心臓が規則正しく健康的なリズムで動いているか、心臓が動くときの音に雑音が混ざっていないか、聴診器を当てて聴き取ります。

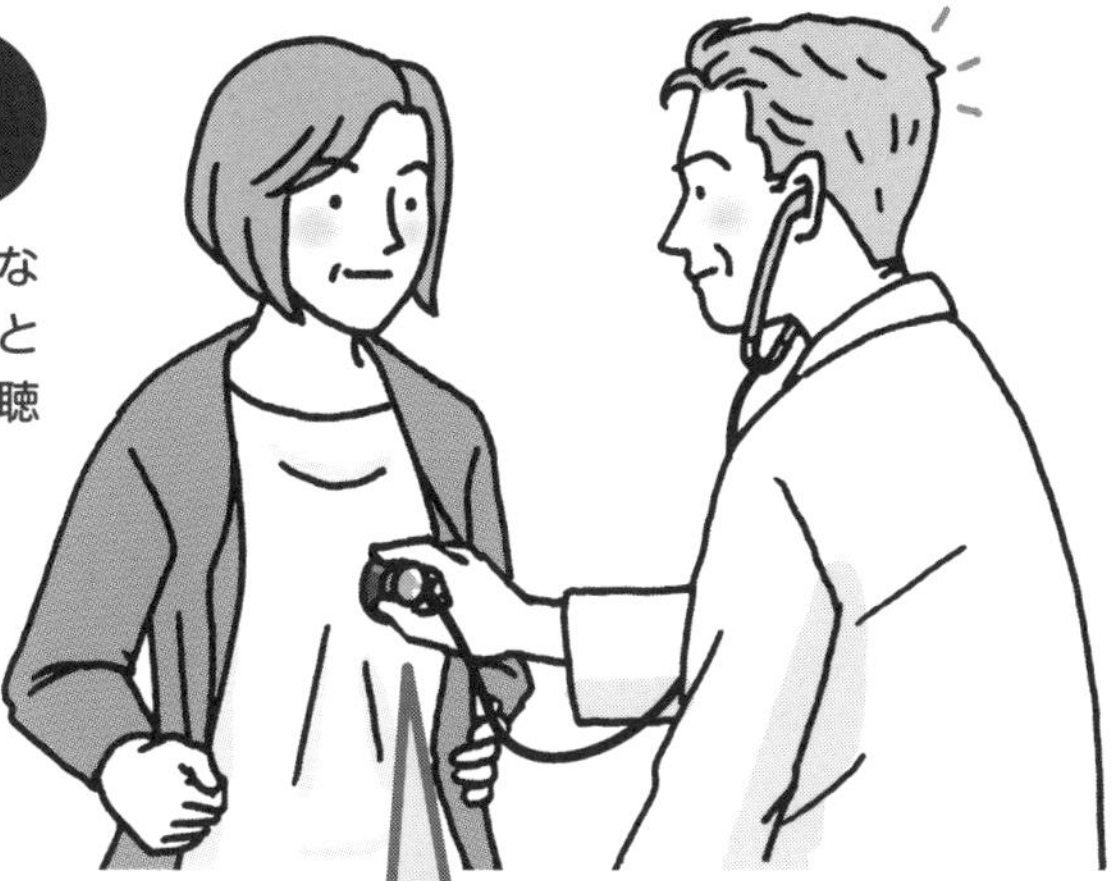

心雑音とは

心臓になんらかの異常があると、音の間隔が乱れたり、心音以外に別の音が混ざったりします。心雑音とは、正常な心音以外に余計な雑音が混ざって聞こえることです。

聴診すれば特別な検査をしなくても発見できる

弁膜症は多くの場合非常にゆっくりと進行するうえ、自覚できる症状が乏しく、自分で異変に気づくのは難しい病気です。

では、早期発見するにはどうすればよいのかというと、聴診が有効な手段となります。

医師は心臓の音を聴けば、心雑音に気づきます。それを手がかりに精密検査をおこなえば、弁膜症を早期発見できます。心雑音の有無に気づくかどうかは、それほど重要なことなのです。

聴診は特別な検査機器も必要なく、医師が聴診器で胸の音をていねいに聴くだけでできます。

弁膜症の早期発見のため、患者さんだけでなく、医師の側も聴診の重要性をもっと認識できることが望ましいでしょう。

異常があるとき

扉を閉めるときに途中で雑音がする

扉（弁）がいたんでいると、閉めるときに余計な雑音がするようになる

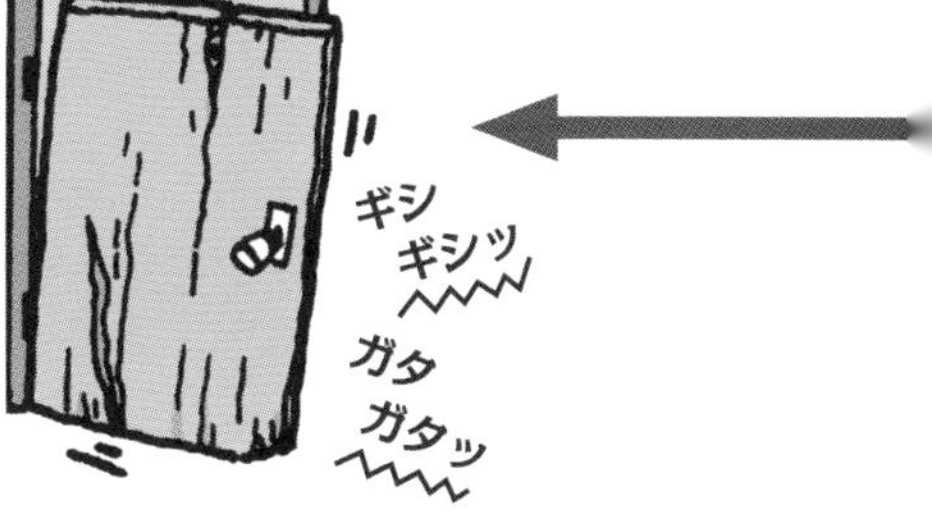

病気の本質

心臓の扉がいたみ、壁もいたんでいく

弁膜症とはどんな病気で、そもそも心臓のどの部分が、どんなふうに悪くなってしまうのでしょう。

そこから解説していきましょう。

心臓を家にたとえると

心臓は２階建ての家のような構造をしています。１階には左右の心室、２階には左右の心房があります。そして、１階の出入り口と、2階の各部屋の出入り口に扉があります。

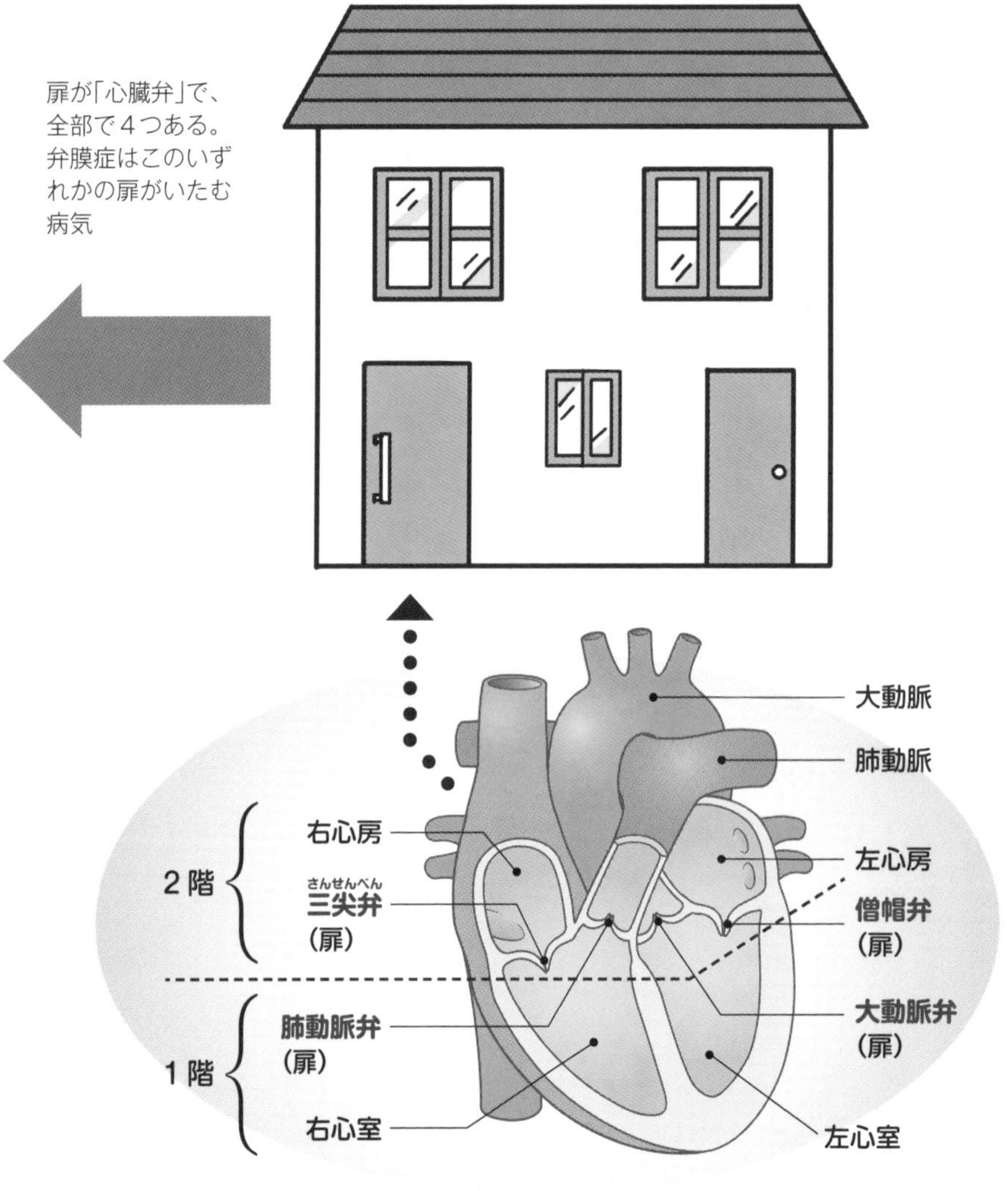

扉が「心臓弁」で、全部で４つある。弁膜症はこのいずれかの扉がいたむ病気
大動脈
肺動脈
右心房
左心房
２階
三尖弁《さんせんべん》
（扉）
僧帽弁
（扉）
肺動脈弁
（扉）
大動脈弁
（扉）
１階
右心室
左心室

扉がいたむと心臓の壁にもダメージがおよぶ

右ページ下図のように、心臓には四つの弁（扉）があります。弁膜症は、これらの扉がいたむ病気です。しかも困ったことに、扉がいたむだけではすみません。

扉がいたむと開け閉めも悪くなります。きちんと閉まらなくなったり、十分に開きにくくなったりします。

そうなると、扉のすきまからたえず風が入るし、雨も吹き込みます。そのままにしておくと、やがて壁までいたんできます。

壁がいたむと、やがて家全体もボロボロになっていきます。これと同じく心臓全体がいたみ、働きが悪くなっていきます。これが弁膜症という病気です。

放置すると……

心臓弁、つまり扉がいたむと、きちんと閉まらなくなったり開きが悪くなったりします。こんな扉なのに放置している家を想像してみてください。そこから雨風が吹き込むようになり、やがて壁もいたみ、家全体に害がおよびます。つまり、心臓そのものがいたんでしまうのです。

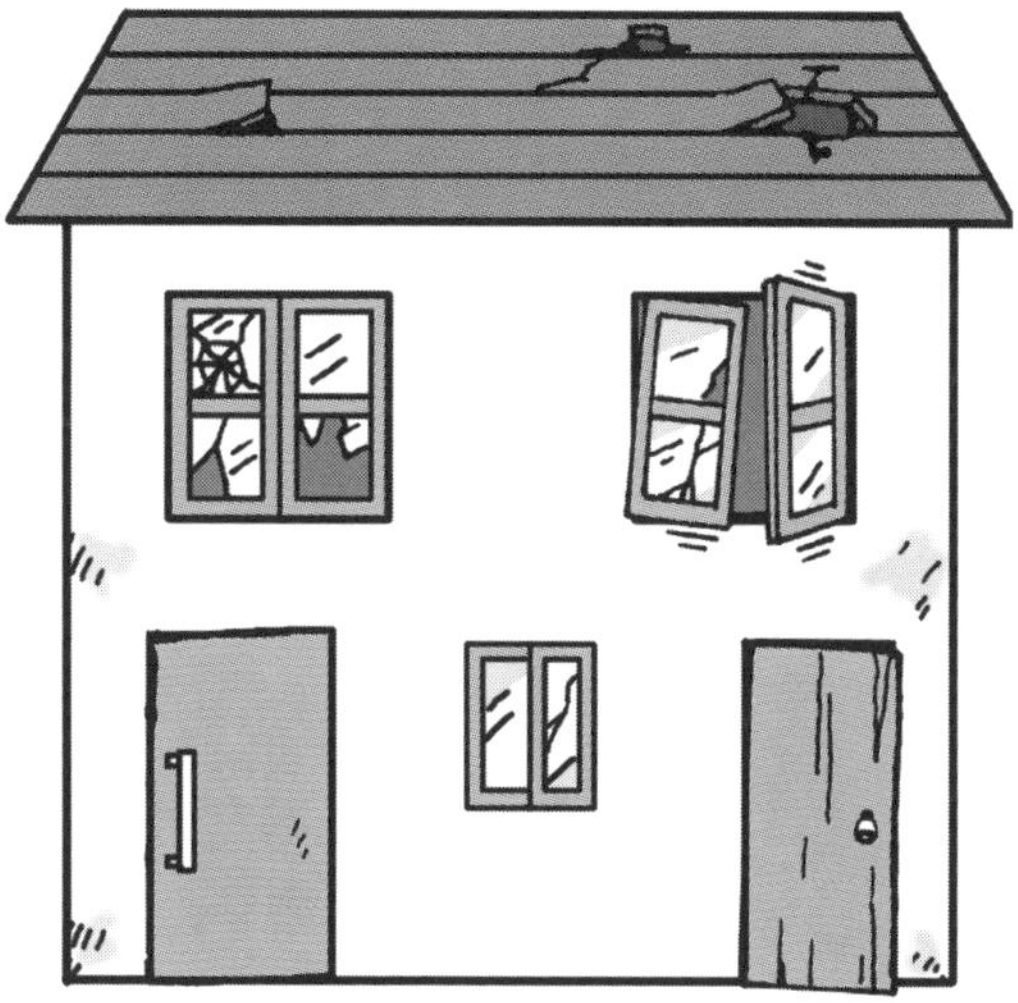

すきま風は入るし、雨もりはするし。
家がボロボロになっていく

扉がいたむ原因はわかっていない

弁膜症は、心臓の弁がなんらかの原因でいたむことでおこります。ほとんどは、弁の位置がずれたり、閉じにくくなったり、硬くなって開きにくくなったりする「変性」によるものです。ただ、なぜ変性がおこるのかはわかっていません。

そのほか、次のような原因があります。

●**細菌感染**によって弁に異常がおこった場合。ただし、正常な弁に感染がおこることはまれです。

●**心筋梗塞**をおこした後、左心室の形が変わったり、壁の筋肉が壊《え》死《し》したりすることがあります。

●先天性の**心臓病**で、生まれつき弁の形や性質に異常がある場合。ただし、これもまれです。

●かつて多かった原因はリウマチ熱です。**リウマチ熱**とは、子どものころ溶連菌という細菌に感染しておこる病気です。現在は抗菌薬で治療するため、リウマチ熱はかなり減っていますが、まれに若い人でもリウマチ性弁膜症によって手術をおこなう場合があります。

扉のいたみ方

扉が閉まらなくなるか、開きにくくなる

家の扉がいたむとき、たいていは開閉の不具合ですが、心臓の扉がいたむときもほぼ同じです。きちんと閉まらなくなる（閉鎖不全）か、開きにくくなる（狭窄《きょうさく》）かのどちらかです。

扉のいたみ方は２つ

弁膜症は扉のいたみ方によって大きく２つの種類に分けられます。１つは扉が閉まらなくなる「閉鎖不全症」で、もう１つは扉が開きにくくなる「狭窄症」です。

❶ 扉がきちんと閉まらない

扉がぴったり閉まらないと、家の中にはすきま風や雨が入ってくる
あれ？ちゃんと閉まらないよ
すきまがあいちゃう
出入り口が閉まりにくいから

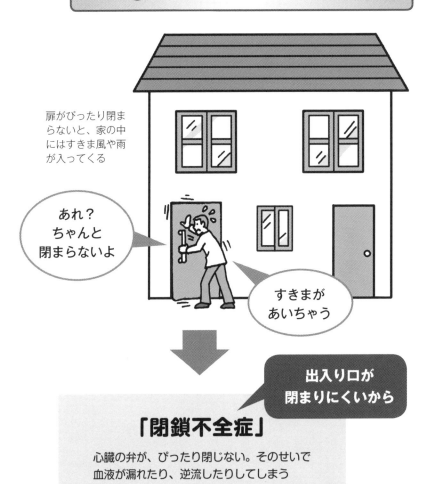

「閉鎖不全症」

心臓の弁が、ぴったり閉じない。そのせいで血液が漏れたり、逆流したりしてしまう

扉の開閉の不具合で血流に異常がおこる

弁膜症は、扉、つまり心臓の弁に異常が生じ、正常に開閉しなくなることによっておこります。

扉の異常は、右の図で説明したように二つのタイプがあります。きちんと弁が閉まらない「閉鎖不全症」と、弁が十分に開かない「狭窄症」です。

このように扉の開閉に異常がおこると、それだけではすまなくなります。18ページでも述べたように、扉がいたむと壁もいたみ、心臓全体がいたみます。

閉鎖不全症では、扉がきちんと閉まらずに血液が漏れたり逆流したりして、心臓の壁に余計な負担をかけます。

狭窄症では扉の開きが悪く、出入り口が狭くて血液が流れにくくなっています。そこで、なんとか血液を流そうとして通常より強い圧力をかけつづけることになり、これもまた心臓の壁に負担をかけます。

具合の悪い扉のままで生活していて、こうした状態が長く続くと、やがて心臓が疲れはて、働きも衰えていくのです。

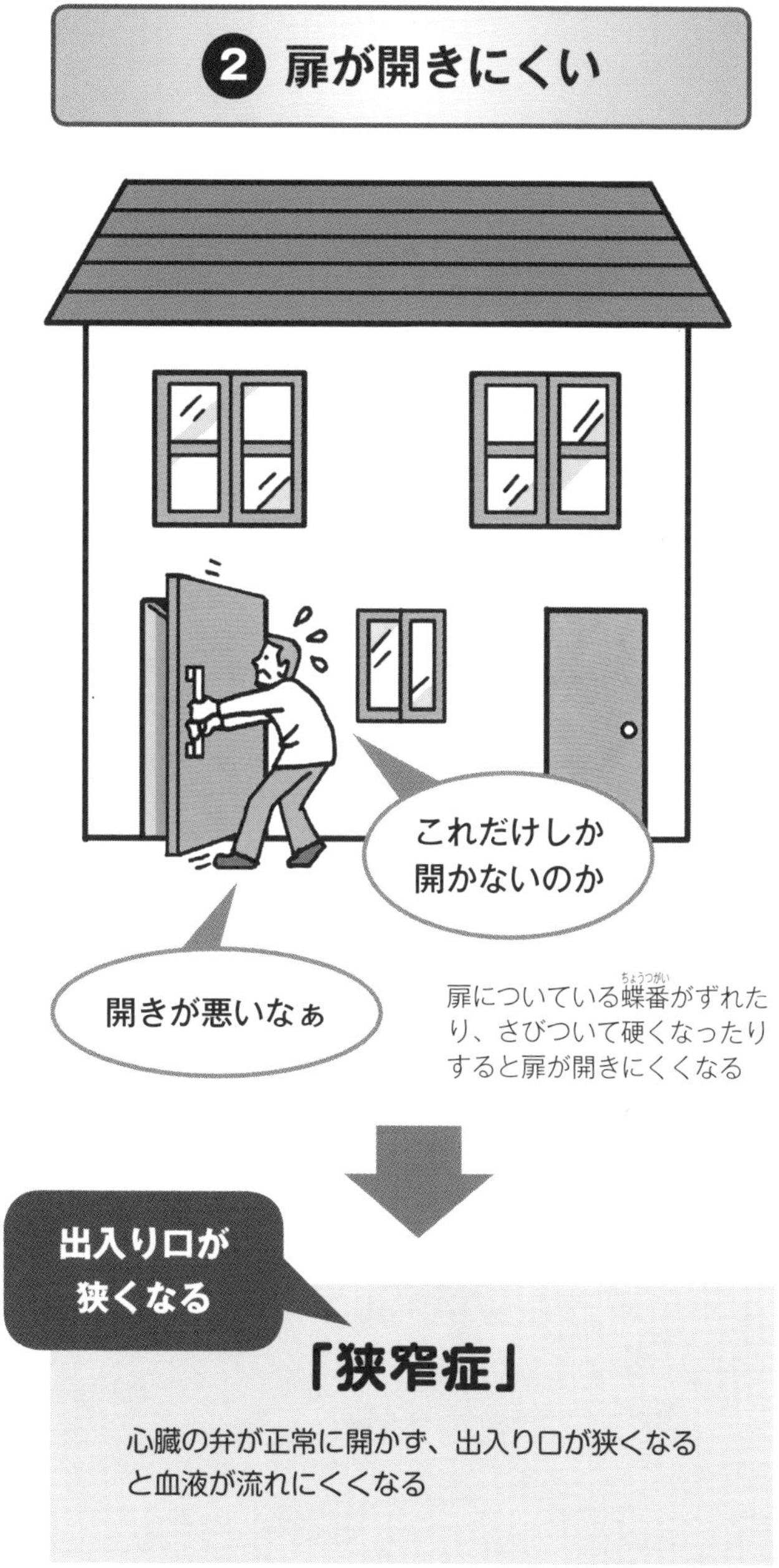

❷ 扉が開きにくい
これだけしか開かないのか
開きが悪いなぁ
扉についている蝶番《ちょうつがい》がずれたり、さびついて硬くなったりすると扉が開きにくくなる
出入り口が狭くなる
「狭窄症」
心臓の弁が正常に開かず、出入り口が狭くなると血液が流れにくくなる

COLUMN

定期健康診断を受けていても、みつからないことが多い

聴診を受ける機会が減っている

子どものころ、小学校や中学校では学年が上がるごとに内科検診があり、聴診を受けていた記憶がある人も多いでしょう。

ところが、大人になると胸の聴診を受ける機会が減ります。かぜをひいて内科にかかっても聴診はなく、薬だけもらうこともよくあります。女性の場合、むしろ聴診がないほうが気楽でいいという人もいるようです。

じつはこうした聴診の機会の減少が、弁膜症の早期発見を妨げています。

近年は検査の方法・技術が進歩し、聴診しなくても画像検査をおこない、血液検査をすれば多くの病気を発見できます。もちろん弁膜症がみつかることもありますが、画像検査などがおこなわれるのは、なにか異常が疑われたときで、弁膜症が進行した状態であることが多いのです。

弁膜症の早期発見には、胸の聴診が重要なのはすでに述べたとおりです。患者さんの側からも聴診して欲しいと申し出てもよいかもしれません。

検査でみつかるときは
進行していることも

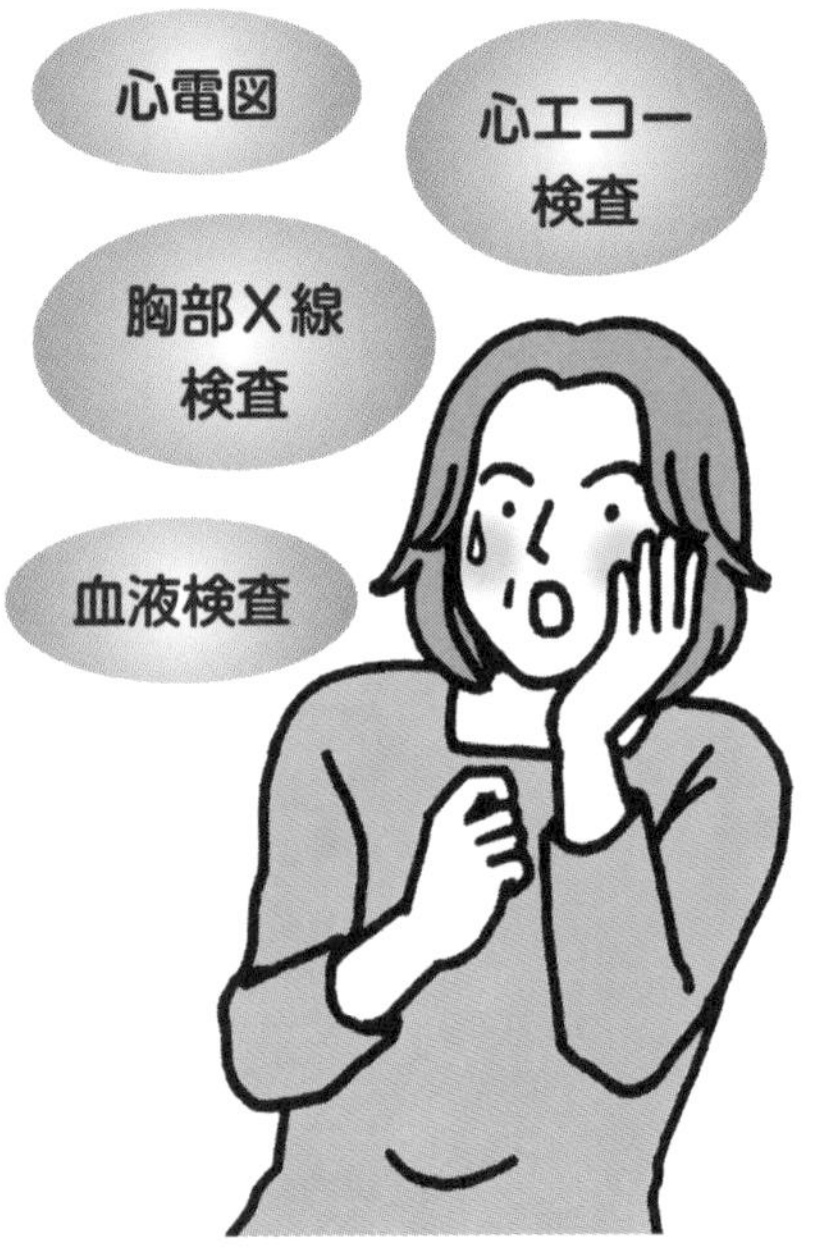

検査で弁膜症がみつかるときは、病状が進行していることが少なくない

2

症状から 診断するのは難しい

痛みや発熱などの自覚症状から
病気が発見されることは
多くあります。
しかし弁膜症は、自覚症状からの
受診、診断へとつながっていくことは
あまり多くはないのです。

症状

無症状または症状に気づかない人が多い

弁膜症は早期に発見するのが難しい病気です。その理由が症状の少なさです。病状がかなり進行するまで、自覚できる症状らしいものはほとんどありません。

進行するのに気づかないのは

扉のいたみが進んでも、心臓は無理をしながらも働きます。ところが無理をしていると気づかないことが多いのです。例えば、腕立て伏せで考えてみましょう。

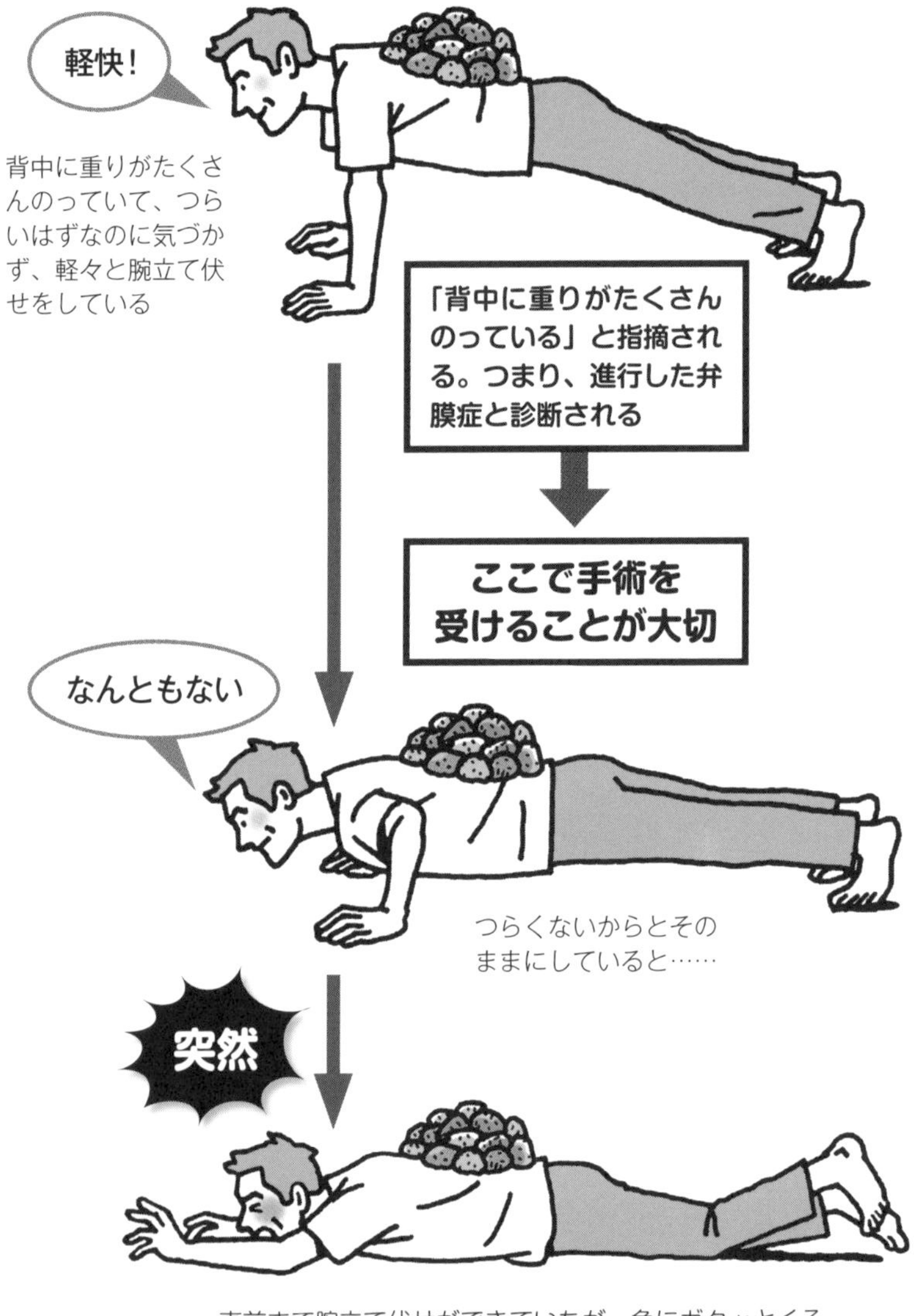

軽快！
背中に重りがたくさんのっていて、つらいはずなのに気づかず、軽々と腕立て伏せをしている
「背中に重りがたくさんのっている」と指摘される。つまり、進行した弁膜症と診断される
ここで手術を受けることが大切
なんともない
つらくないからとそのままにしていると……
突然

直前まで腕立て伏せができていたが、急にガクッとくる

症状があってもゆるやか

弁膜症が進行して、動悸や息切れなどの症状が少しずつ現れることがありますが、ようやく異常に気づいたときは弁膜症がかなり重症化していることがよくあります。

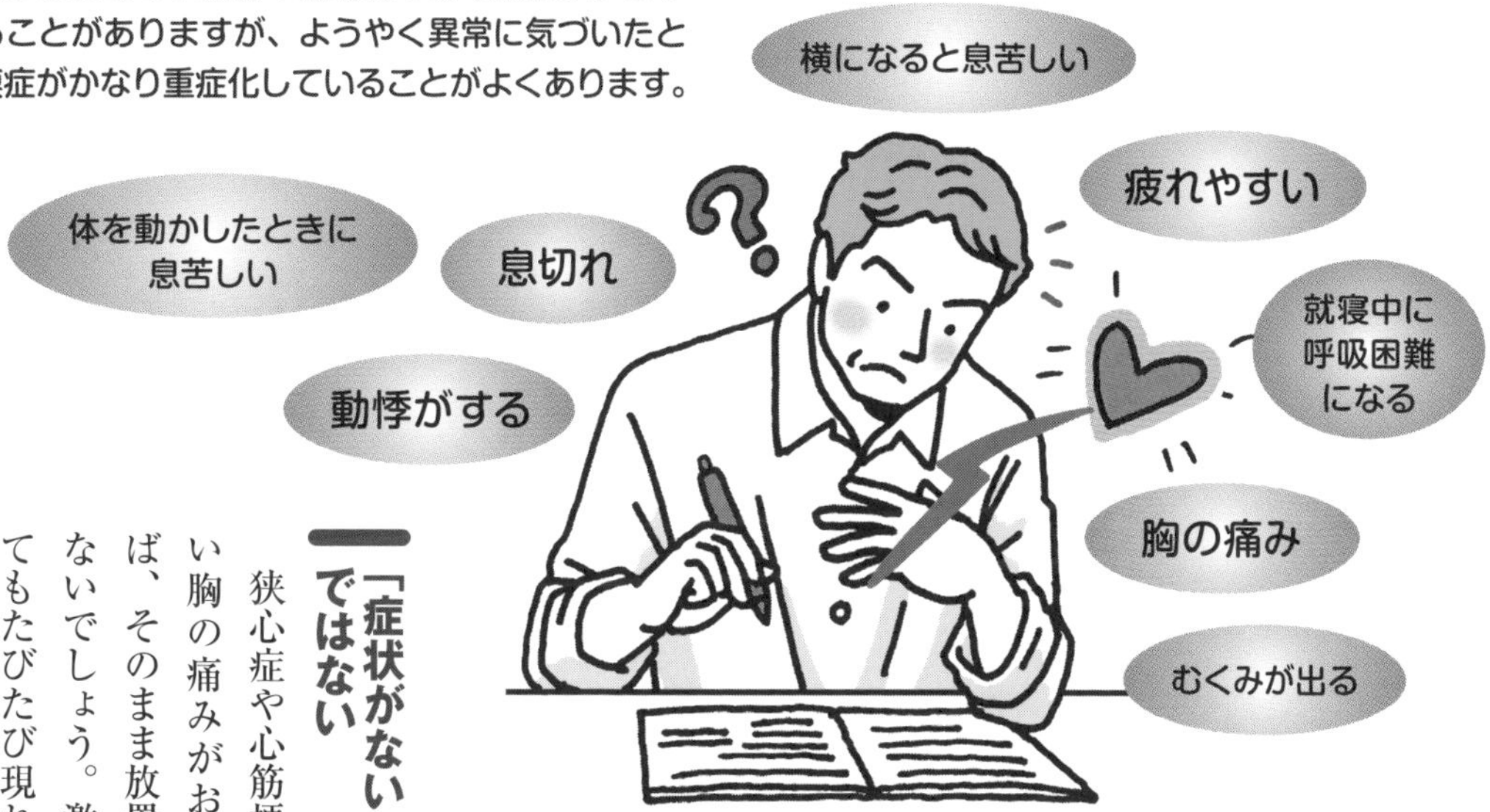
横になると息苦しい
疲れやすい
体を動かしたときに息苦しい
息切れ
就寝中に呼吸困難になる
動悸がする
胸の痛み
むくみが出る

少し動悸を感じる人もいる

本人は……
ときどき体調が気になる

しかし……
年齢のせいだと思ったりする

じつは進行した弁膜症

すでに不整脈がおこるようになっていたり、心不全に至っていたりすることも

「症状がないから大丈夫」ではない

狭心症や心筋梗塞のように激しい胸の痛みがおこる発作があれば、そのまま放置する人はまずいないでしょう。激しい症状でなくてもたびたび現れる場合は、一度くらいは受診してみようと思う人が多いはずです。

ところが、弁膜症は症状に頼ることができません。ほとんどの人は症状があまりなく、あってもごく軽いものです。年齢によっては、歳のせいだと思えば疑問を感じることもありません。

弁膜症は症状がないまま進むタイプの病気だということを理解しておいてください。

ケーススタディ
②

いきなり「弁膜症で手術が必要」と言われたBさん

初めて受けた人間ドックの心エコー検査で心臓の弁の異常が発見されたBさん。紹介された専門医を受診して、さらに驚くべき診断を受けることになりました。

人間ドックで偶然弁膜症が発見された

Bさんは定年退職後の再就職も決まり、よい機会だからと夫婦二人で初めて人間ドックを受けました。

それまでも勤務先の健康診断を欠かさず受け、血圧とコレステロール値がやや高めだったものの、大きな病気がみつかるとは思ってもいませんでした。

ところが、人生初の心エコー検査で心臓の弁の異常がみつかったのです。検査の担当医に「弁膜症が疑われます。紹介しますので、専門医の検査を受けてください」と言われたときは、Bさんはにわかには信じられず、ただ驚くだけでした。

紹介された専門医を受診

P6～8のBさんの事情

人間ドックで心エコー検査を受けていましたが、診断を確定するため、経食道心《けいしょくどうしん》エコーなどのより詳しい検査を受けました。その結果、中等症よりやや進んだ大動脈弁狭窄症であると診断されました。

胸の痛みや失神したことがないか医師から聞かれ、そうした症状はないが、体を動かしたときの息切れが年々強くなったことに思い当たった

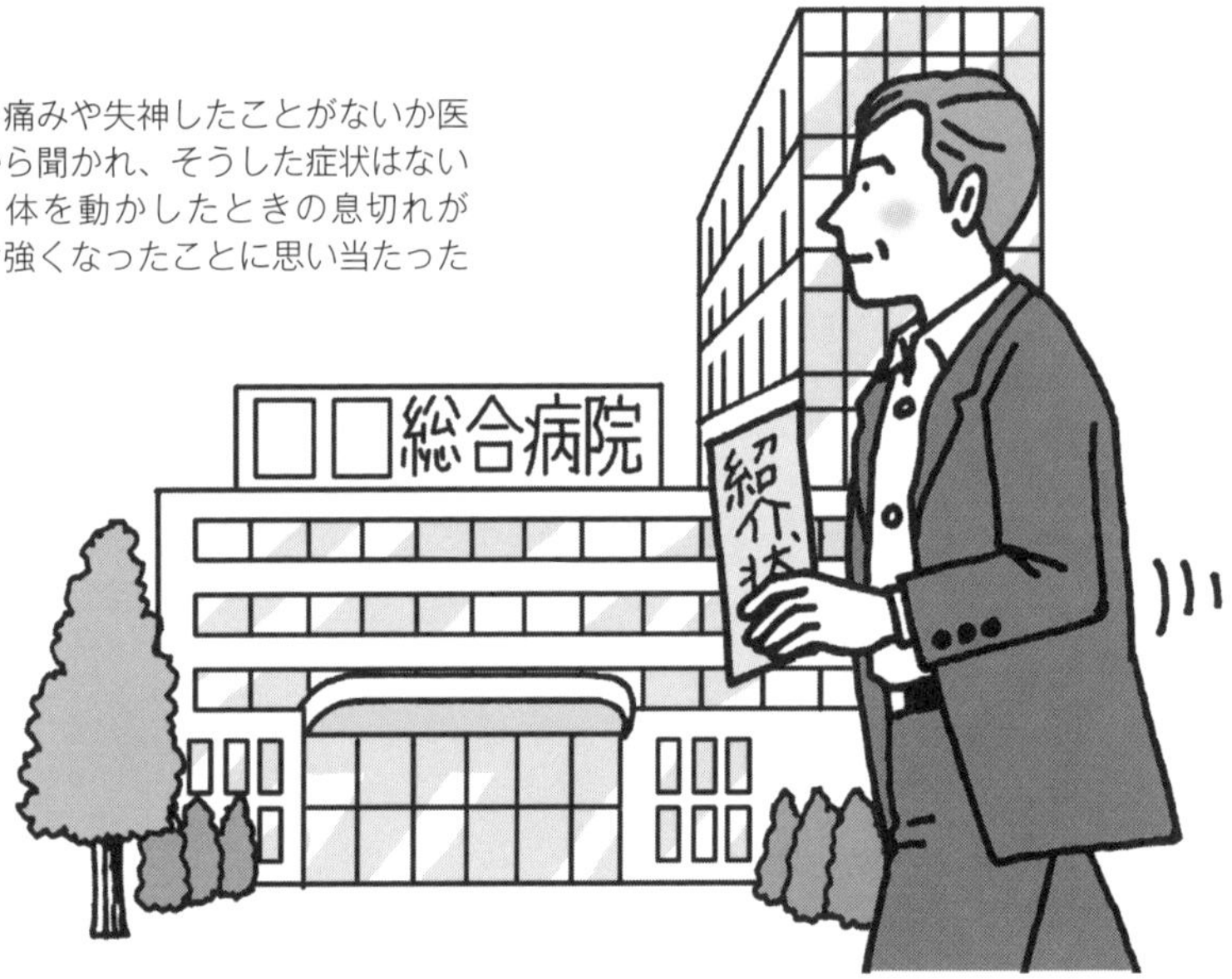

手術を決断したのは

Bさんの弁膜症は、いずれは手術が避けられないこと、放置していると突然死をおこす危険もあることがわかりました。

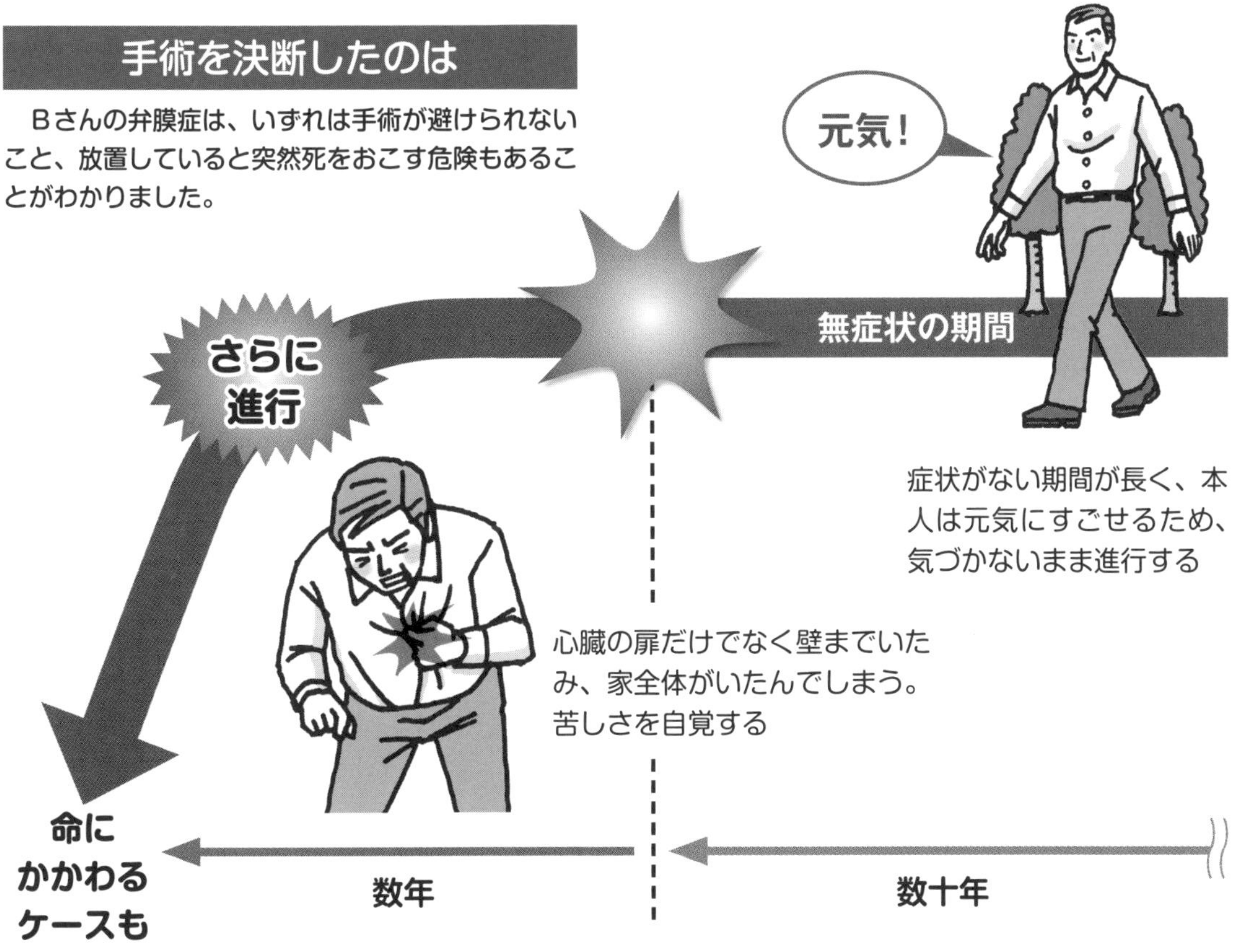
元気！
無症状の期間
さらに進行
症状がない期間が長く、本人は元気にすごせるため、気づかないまま進行する
心臓の扉だけでなく壁までいたみ、家全体がいたんでしまう。苦しさを自覚する
命にかかわるケースも
数年
数十年

大動脈弁狭窄症と診断された

後日、Bさんは紹介された病院で、精密検査を受けました。結果は「大動脈弁狭窄症」で、早いうちに手術を考えたほうがよい状態でした。

なにも症状がないので本当に手術が必要なのかと訴えるBさん。医師は、弁膜症という病気は症状がないまま進行することや、胸の痛みや息切れ、失神などの症状が現れたときにはかなり進行していることを伝えました。

迷ったけれど手術を受けることを決意

Bさんは信じがたいようすでしたが、同席していた家族に、以前より疲れやすいし、よく息切れしていることを指摘されると、少し納得したようでした。

そして、家族が手術を受けるように促したこともあり、後日の診察でBさんは手術を受ける決断をしました。

気づかない理由

ゆっくりと進む病状に体が慣れてしまう

弁膜症はゆっくり進行するため、弁に不具合が出てきても、心臓はなんとか合わせて働くことができます。体はその状態に徐々に慣らされていくので、無理をしていることに気がつきません。

気づきにくい要因が多い

弁膜症は症状が少ないだけでなく、ほかにも気づきにくい要素があります。

無意識のうちに無理を避ける

なんとなく体がだるい、息苦しいなどの症状があると、無理を避けるようになる。子どもの弁膜症（先天性）では外であまり遊ばなくなり、活発さがみられなくなることがある

病気の進行が非常にゆるやか

なんらかの症状が現れるまでには数十年かかり、異変に気づくほど病状が悪化するまでにはさらに数年かかる

加齢のせいだと思ってしまう

動悸や息切れなどの症状は、体力の衰えや老化によるものだと思い込んでしまう。特に高齢者ではこのパターンが多い

弁膜症は数年～数十年かけて進む

弁膜症は感染性のタイプ（→P56）を除いて、進行がゆるやかで数年から数十年かけて悪化します。しかも、心臓の扉や壁がいたんでも、すぐに気づくような症状が現れません。というのも、心臓には「代償《だいしょう》機能《きのう》」といって、不具合があってもそれを補うしくみが備わっているからです。具合の悪い扉に合わせて働きつづけます。

また、人はだるいと感じたり、動悸や息苦しさなどがあったりすると、無意識のうちに無理をしないようになります。そうして少しずつ悪いなりの状態に体が慣れていくため、自分の体調の変化に気がつかないのです。

手術後に自分が不調だったと気づく人も

弁膜症の手術を受けた人のなかには、手術前には自覚症状がほとんどなく、本当に自分の心臓が悪いのか半信半疑だったという人がよくみられます。

しかし、手術後に自分の体調が改善してくると、手術をする前はいかに不調だったかと気づく人が少なくありません。

「手術前にはきつくて登れなかった坂を、今は楽に登れるようになった。年のせいで登れなくなったと思っていた」「手術したら深く息が吸えるようになった」「体が軽くなったように感じる」などと言う人もいます。

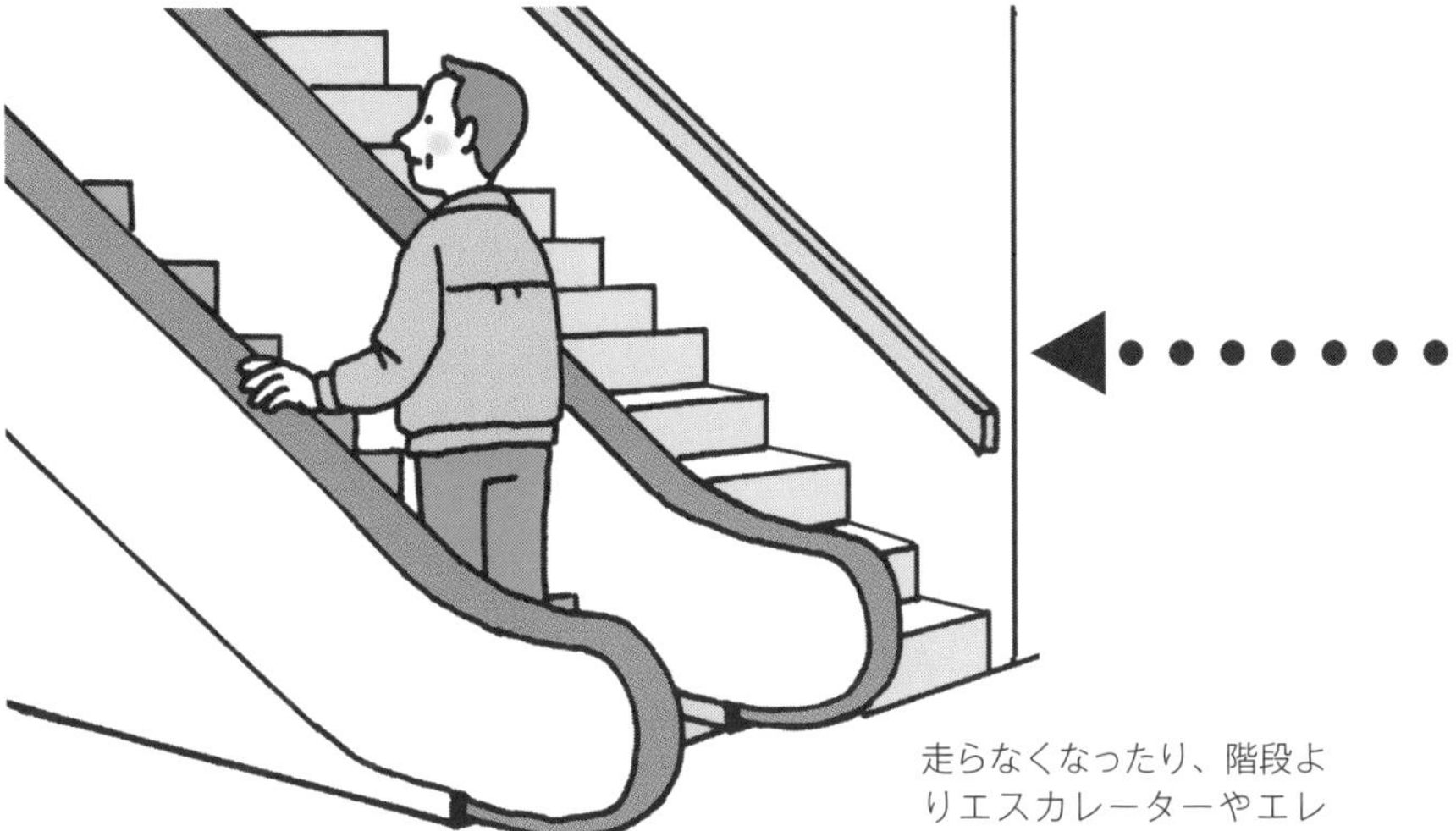

走らなくなったり、階段よりエスカレーターやエレベーターを使うようになったり、無意識に楽なほうを選んでいる

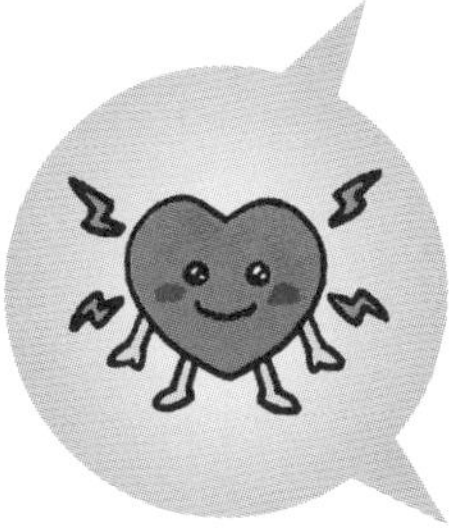

気づかないけれど、がんばっている心臓

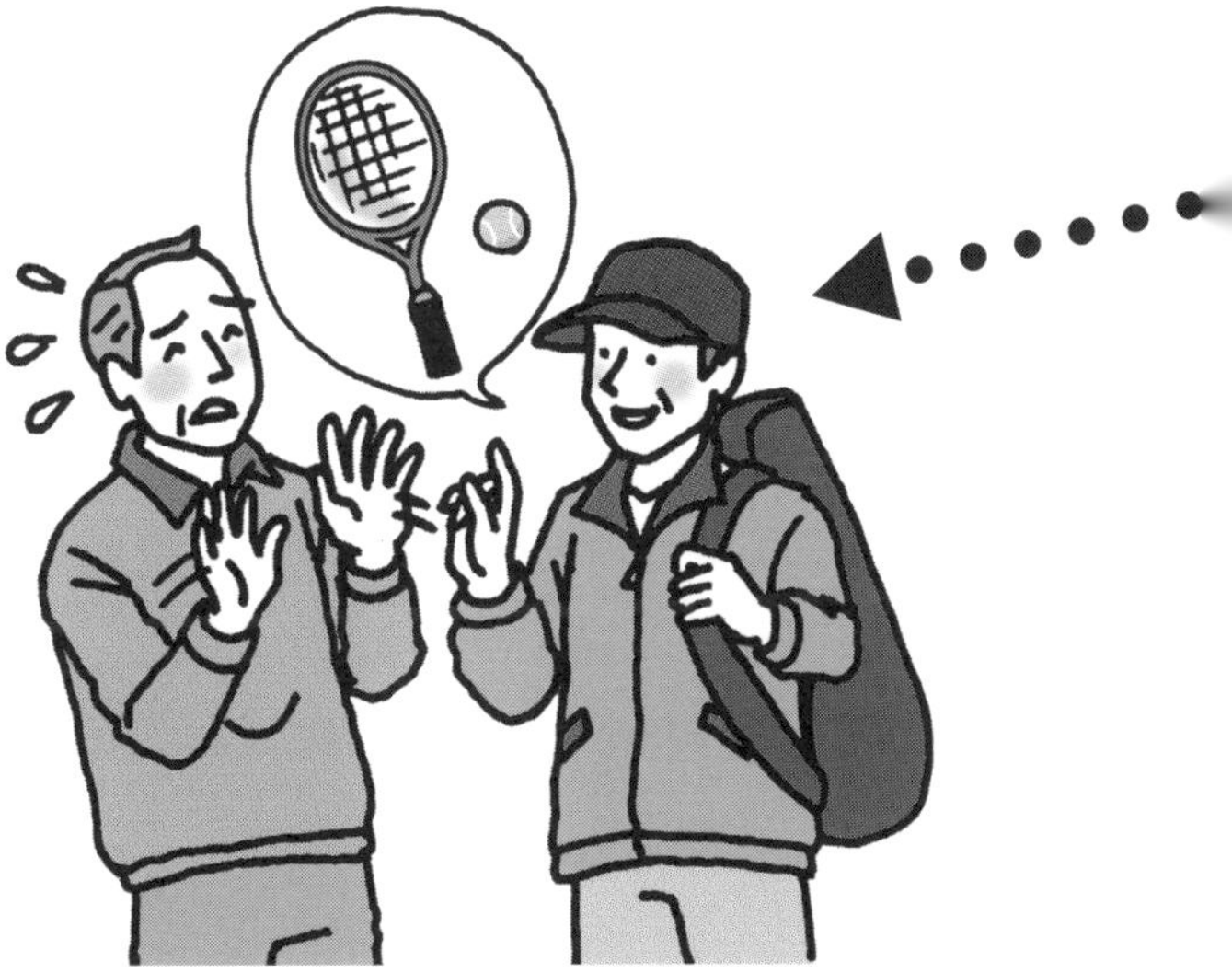

以前より疲れやすくなると、自然に運動・活動量をセーブする。例えば、「テニスもう１ゲームしない？」などと誘われても気乗りがせず、「やめとく」と答える

病状が進むと

不整脈や心不全をひきおこすことも

弁膜症は心臓の扉がいたむ病気ですが、そのために壁もいたんでいきます。それでも弁膜症を放っておいたら、不整脈や心不全をおこし、命にかかわることもあります。

不整脈をおこし血栓をつくりやすい

心臓は、電気信号によって規則正しいリズムで収縮しながら全身に血液を送っています。ところが、弁膜症で心臓の壁がいたむと電気信号の発生に異常がおこり、不整脈をひきおこすことがあります。

不整脈には脈が極端に速くなったり遅くなったり、間隔が乱れたりするものがあります。弁膜症では心臓が小刻みに震えて脈の間隔がバラバラになる「心房細動」という不整脈がおこりやすくなります。この不整脈は心臓内に血栓《けっせん》をつくりやすいのです。血栓は流れていき、血管につまることがあります。脳血管でつまれば、心原性《しんげんせい》脳塞栓症《のうそくせんしょう》の原因になります。

不整脈がおこると……

弁膜症によって特に心臓の左側の壁がいたむと、「心房細動」という不整脈がおこりやすくなります。不整脈は心臓内で血栓をつくり、その血栓が流れて別の場所でつまるおそれがあります。

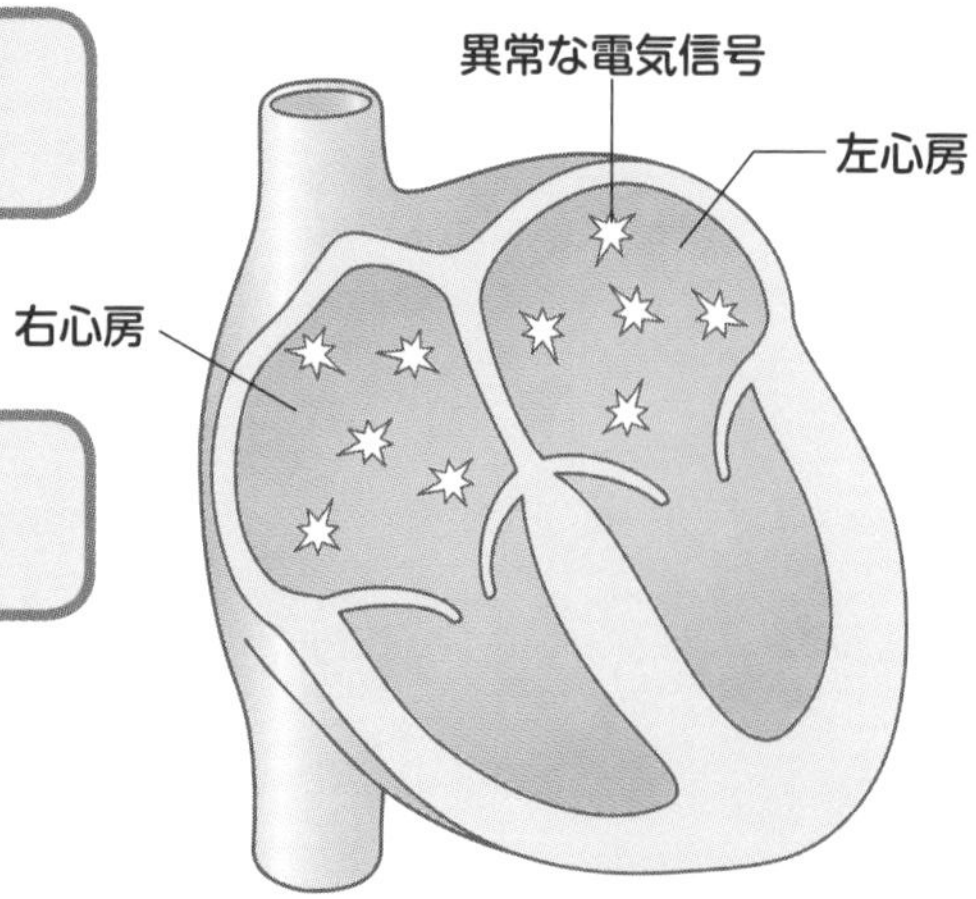

心臓内で多数の異常な電気信号がおこる
↓
心臓（心房）の壁が細かくふるえる
↓
心房細動
→ 心房から血液がスムーズに流れなくなり、血流がよどむ
→ 血栓ができる

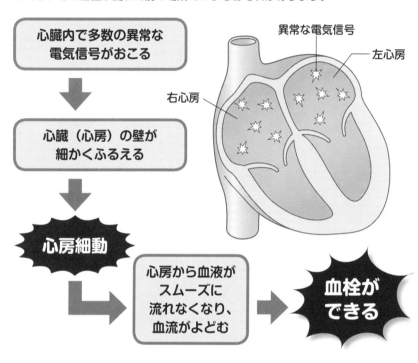

心臓の働きが低下し、心不全に進むことも

弁膜症が進行すると心臓の働きが悪くなり、全身に血液を送り出すポンプ機能も低下します。すると、心臓から十分な量の血液が送り出せなくなるため、体が酸素不足になってさまざまな症状が現れるようになります。

階段や坂道で息切れしたり、疲れやすくなったりします。また、血液の循環が悪く、体内に余計な水分がたまって足の甲やすね（下《か》肢《し》）がむくんだり、体重が急に増えたりします。

さらに進行すると、体内で血液の流れが滞る「うっ血」が進みます。特に、肺でうっ血がおこると息苦しさや呼吸困難をひきおこし、横になると息が苦しくて寝ていられなくなります。

こうした状態を「心不全」といいます。心不全の患者さんは高齢者を中心に近年増加しており、その背景には弁膜症の存在がかかわっていると考えられています。

心不全になると……

弁膜症が進行して心不全に至ると、さまざまな症状が現れます。手術をしても良好な状態には戻らなくなることもあります。

心臓のポンプ機能が衰える

↓

心臓から送り出す血液量の低下

十分な血液が送られてこないと、体のあちこちが酸素不足になる

＋

血流が悪くなって肺の働きにも影響

肺にうっ血がおこり、水分がたまると呼吸が苦しくなる

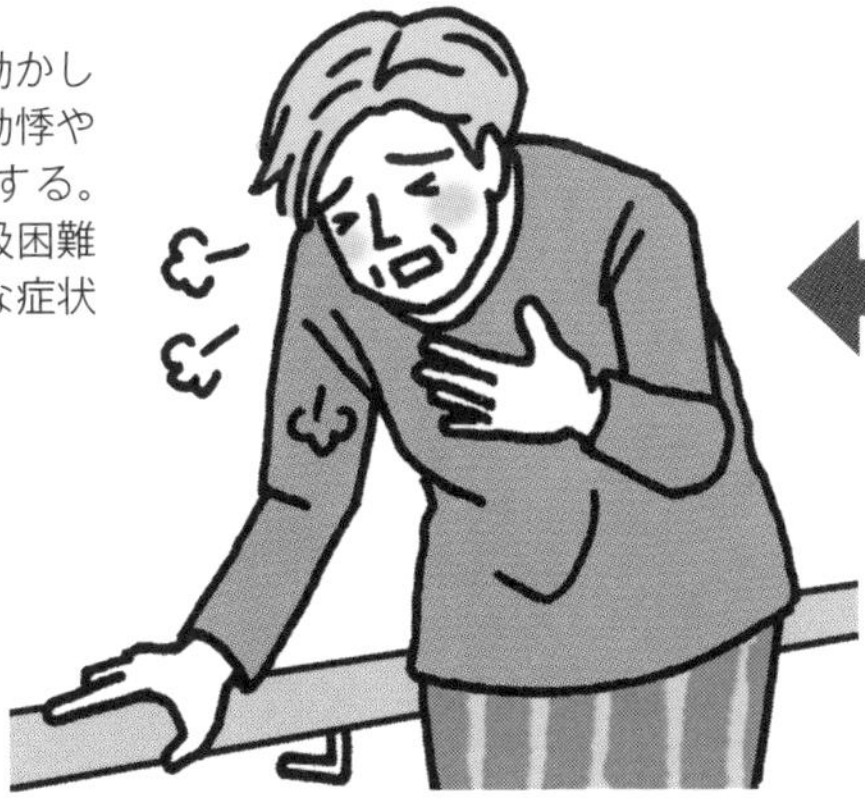

少し体を動かしただけで動悸や息切れがする。夜間の呼吸困難も特徴的な症状

検査・診断①

聴診と心エコー検査で診断を確定する

弁膜症の早期発見には聴診が不可欠です。そのほか、診断を確定するにはいくつかの検査をおこないます。なかでも心エコー検査は診断に有効な検査です。

聴診でほぼわかるが、心エコー検査で確定する

心臓の扉の異常は、聴診で心雑音の有無を確認すればほぼわかりますが、より詳しく心臓の状態を調べるには画像検査をおこないます。主な検査項目には上記のものがあります。

心エコー検査には、胸の外側から超音波をあてる通常の方法と、胃の内視鏡検査のように口から食道まで管を入れ、より心臓の近くから超音波をあてて調べる「経食道心エコー検査（→P34）」があります。

心エコー検査は、画像処理で血液の流れを色で判別でき、多くのことがわかるので、診断や治療法を決めるのに有効です。

診断までの流れ

一般の健康診断などでは、心電図、胸部X線検査をおこないますが、そこで弁膜症をみつけることは難しいです。ただ、聴診で心雑音を発見して、精密検査が必要と判断されることはあります。

きっかけ

健診、人間ドックなどで検査を受けたり、かぜをひいてかかりつけ医に行ったりすることが、弁膜症をみつけるきっかけになることが多い

胸部X線検査

心臓の大きさや形の変化、肺の状態、心臓につながる大動脈を調べる。ただ、心エコー検査では異常がみえるのに、胸部X線検査では異常なしということもめずらしくない

心電図検査

弁がいたみはじめた段階では、心電図に異常は現れないので、心電図検査からの早期発見は難しい。ただ、心臓の壁がいたむと不整脈がおこることがあるため、その異常は発見できる

弁膜症に気づくセルフチェック

「なにか症状はないですか？」と尋ねるとなにもないという人でも、以前とくらべて体調が変化していないか尋ねると、「そういえば」と思い出すことがあります。

下記に該当するときは、一度胸の聴診を受けましょう。

こんな変化、ありませんか？

- □ 散歩や買い物の途中でよく休むようになった
- □ 出かける回数が減った
- □ 少し体を動かしただけで心臓がドキドキするようになった
- □ 坂道や駅の階段を避けるようになった
- □ 体のだるさが続いている

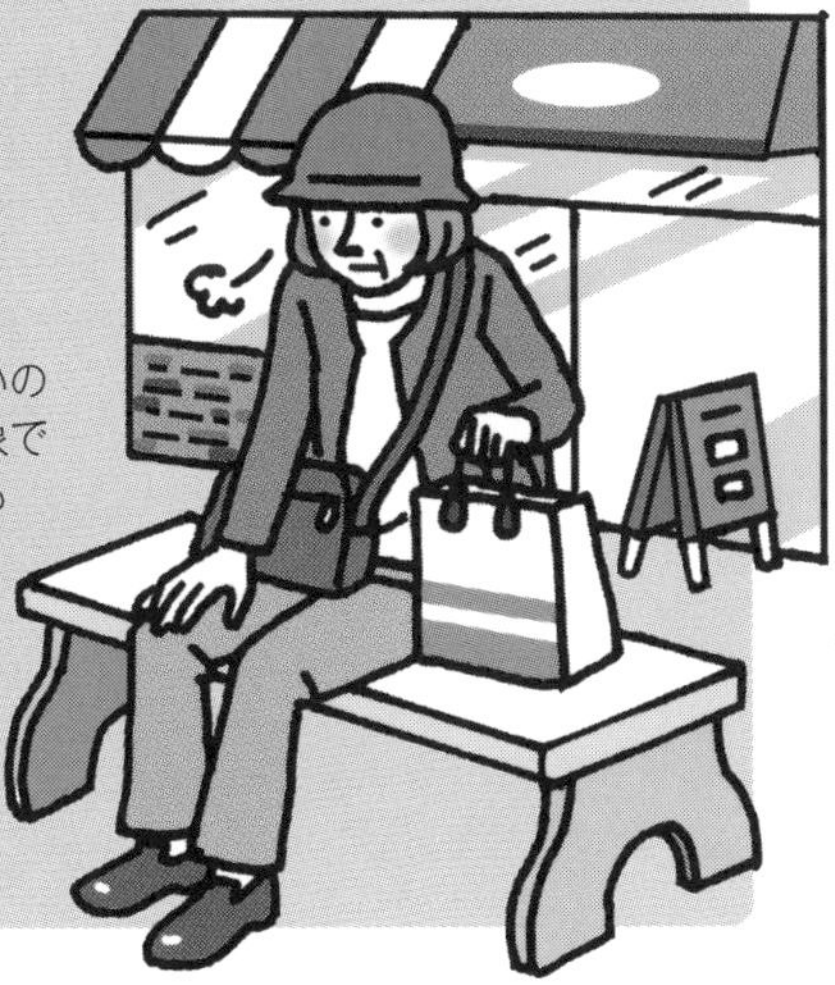

疲れやすいのは老化現象ではないかも

聴診

聴診器をあてて心臓の音、心雑音を確認する。弁膜症の早期発見のためには、聴診が欠かせない（→P16）

問診で、これまでかかった病気や服用している薬などを伝える

心エコー検査

横になって胸にゼリーを塗り、超音波を発するプローブという器具を胸にあてて心臓の大きさ、扉や壁の状態、血液の流れ方などを調べる。弁膜症は、この検査でほとんどわかる

診断を確定する

検査結果をもとに診断を確定する。治療法の検討などのために精密検査に進む（→P34）

検査・診断②

精密検査で手術の時期・方法を検討する

心臓の状態によって、また弁膜症と診断されて治療法を検討するようなときには、いくつかの精密検査をおこないます。なかには入院しておこなう検査もあります。

心臓や血管を詳しく調べる

心臓ＣＴ検査や血液検査は、患者さんの負担が軽い検査です。心臓カテーテル検査は入院（１泊２日または２泊３日）しておこなうのが一般的です。

心臓CT検査

心臓弁の変性・変質を調べる。TAVI《タビ》(→Ｐ68)では手術前におこなう。弁膜症では弁や弁の付け根の「弁輪」が石灰化といって石のように硬くなることがあり、これを調べるのに有効

近年ＣＴの機能は向上しており、心臓ＣＴ検査は弁膜症診断においても有用なツールとなりうると考えられている。また、心臓カテーテル検査の代わりに外来でできる造影ＣＴ検査をおこなうケースが多い。冠動脈病変が疑われる場合に、より詳しくわかる心臓カテーテル検査をおこなうようになっている

胃カメラの管より少し太いので、軽く麻酔をしてできるだけ苦しくないように配慮しておこなわれる

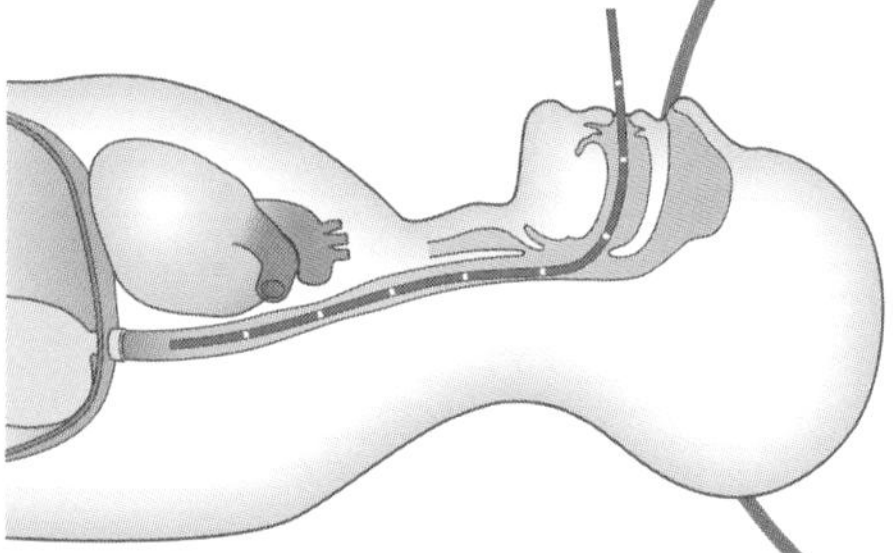

経食道心《けいしょくどうしん》エコー

胃の内視鏡検査のように、口から食道まで管を入れ、その先端のプローブから心臓に超音波をあてる。弁膜症では特に心臓の左側がいたむことが多く、大動脈弁や僧帽弁を詳しく調べるのに適している

血液検査

腎機能や肝機能、貧血の有無などの全身状態を調べるほか、心不全の重症度の参考になるBNP（脳性ナトリウム利尿ペプチド）という数値を調べる

心臓カテーテル検査

太ももの付け根や手首などの動脈から細い管を挿入して心臓に到達させ、造影剤を注入して心臓の壁や血管をX線で撮影する

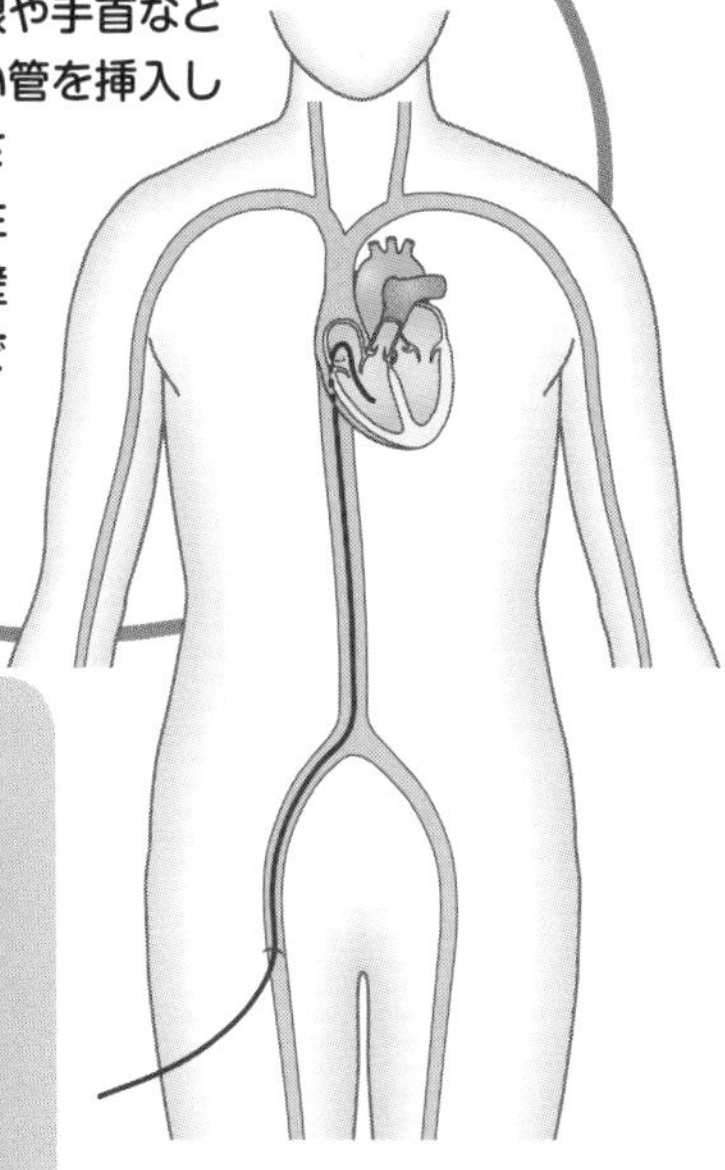

太ももか手首からカテーテルを挿入

負担が大きい

体への負担が大きいので、多くのことがわかる心エコー検査や心臓ＣＴ検査だけで進めることが少なくない

心臓の扉や壁 血管のいたみ具合を調べる

弁膜症の診断、血行チェック、治療法の決定に心エコー検査は必須ですが、さらに精査が必要な場合に精密検査をおこないます。

弁膜症は進行すると、弁の付け根、心臓の壁、心臓をとりかこむ血管（冠動脈）にも、異常がおよぶことがあります。それらを調べるには、心臓ＣＴ検査が有効です。

経食道心エコーは、僧帽弁などを詳しく調べたいときにおこなわれます。

心臓カテーテル検査は冠動脈をみることが第一の目的ですが、患者さんの体の負担が比較的大きい検査です。必要とされた場合は、医師の説明をよく聞いてから受けるようにします。若年者などは心臓カテーテル検査なしで手術がおこなわれる傾向があります。

そのほかの検査

不整脈が疑われ、継続的な観察が必要な人は24時間の記録をとるホルター心電図をおこなう。また、造影剤のアレルギーなどで心臓カテーテル検査ができない場合は心臓核医学検査（心筋シンチグラフィ）をおこなうこともある

COLUMN

セカンドオピニオンと弁膜症専門医の探し方

診断や手術について迷ったら別の意見を

弁膜症と診断され、手術が必要だと言われると、驚いて不安になるのは当然です。手術をすすめられても、すぐに受け入れがたいのも無理はありません。まずは主治医に質問し、話をよく聞いて病気について正しく理解することが大切です。

そのうえで、別の意見が聞きたいときは遠慮なくセカンドオピニオンを求めます。特に手術を受けることになったら、念のためにセカンドオピニオンを求めたほうが安心できます。

セカンドオピニオンを求めるときは、まず主治医に話をして検査結果を提供してもらいます。

セカンドオピニオンを求める医師は自分で探すことになります。知り合いに弁膜症の手術を受けた人がいれば紹介してもらったり、かかりつけ医に相談したり、インターネットなどで検索する方法があります。

専門領域の近い医師に相談してみる

弁膜症の専門医を探したり、どの医療機関で手術を受けるか迷ったりした場合は、内科や循環器内科など専門領域が近い医師に相談するのもひとつの方法です。

また、最近では弁膜症の患者さん向けのインターネットサイトが充実しています。専門医の検索ができるものもあるので、調べてみるとよいでしょう。

弁膜症の専門医は何科？

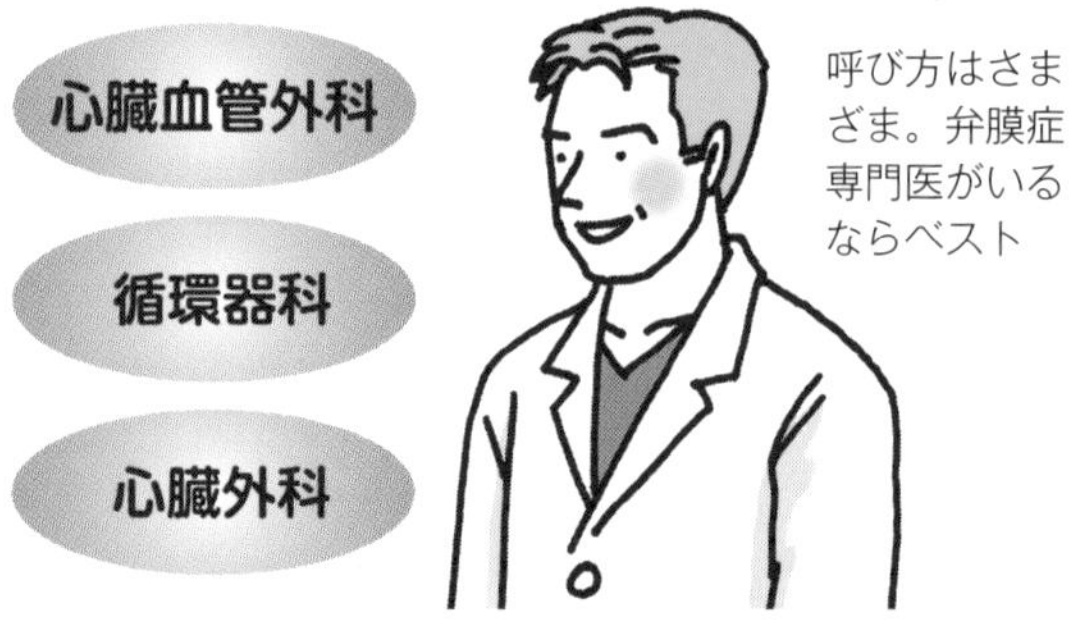

心臓血管外科
循環器科
心臓外科
呼び方はさまざま。弁膜症専門医がいるならベスト

3

治療法はなにを考えて決めるか

弁膜症と診断されたら、
どうすればいいか、
途方にくれるかもしれません。
「すぐに手術が必要」と言われることも。
なにをどう考えて、
判断すればいいのでしょうか。

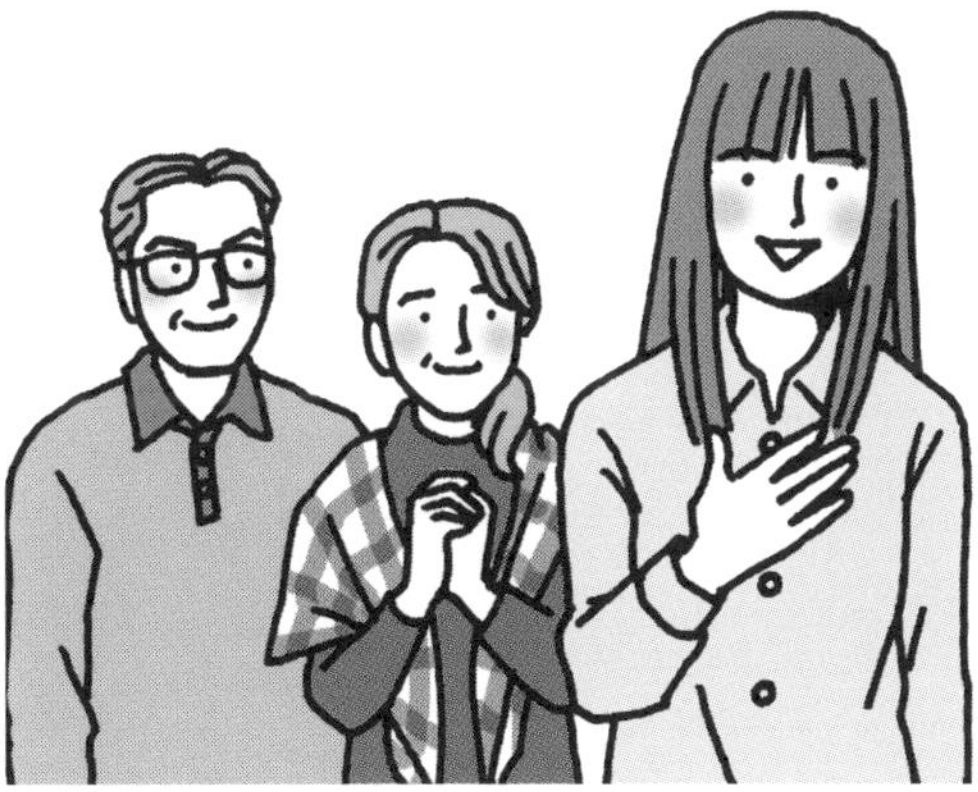

弁膜症の種類

ほとんどは心臓の左側の弁におこる

心臓にある弁は全部で四つです。これらすべてを心配する必要はありません。手術を考えなくてはならないのは、ほとんどが左心室の入り口と出口の弁、つまり僧帽弁と大動脈弁です。

四つの弁のうち、僧帽弁と大動脈弁に多い

心臓には四つの弁があります。心臓の左側には、左心室の入り口の「僧帽弁」と、出口の「大動脈弁」があります。右側には右心室の入り口の「三尖弁」と、出口の「肺動脈弁」の二つがあります。

弁膜症は四つの弁すべてにおこる可能性がありますが、成人の場合、ほとんどは左側にある僧帽弁と大動脈弁におこります。

三尖弁は、僧帽弁と大動脈弁の弁膜症から二次的に閉鎖不全がおこることがあり、単独でおこるのは極めてまれです。

病気のおこり方は、弁が開きにくくなる「狭窄」と、ぴったり閉まらなくなる「閉鎖不全」です。

心臓の左側に多い

弁膜症は、心臓の左側にある僧帽弁と大動脈弁の２つによくおこります。その理由は、左側の弁が心臓と全身をめぐる血液の循環に関係しているからです。

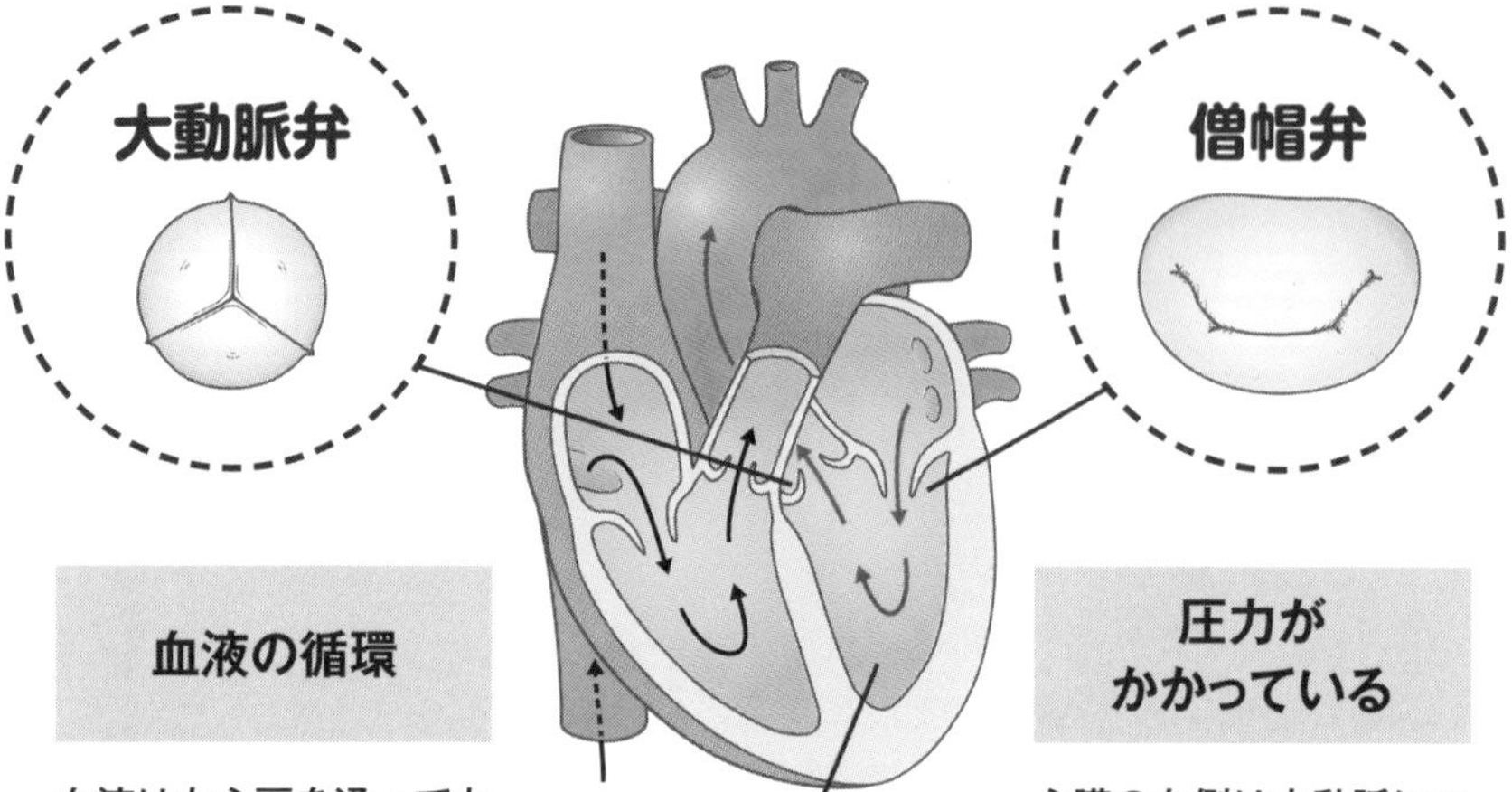

大動脈弁
僧帽弁
血液の循環
圧力がかかっている
心臓の左側は酸素の多い赤い動脈血が流れている

血液は左心房を通って左心室に入り、全身に運ばれる。全身から戻ってきた血液は大静脈を通って右心房を通り、右心室に戻り、肺へ

心臓の左側は大動脈につながっているので、部屋の扉には強い圧力がかかっている。右側は肺動脈につながっているので、左側より圧力は低い

弁膜症の種類

病名	病状・弁の状態
僧帽弁狭窄症	僧帽弁が十分に開かない。僧帽弁の蝶番《ちょうつがい》にあたる交連部《こうれんぶ》という部分や腱索《けんさく》というひものような部分同士がくっついてしまうため。左心房から左心室へ血液が十分に送られず、左心房に血液がたまりやすくなる。心不全や脳梗塞を誘発する危険性がある 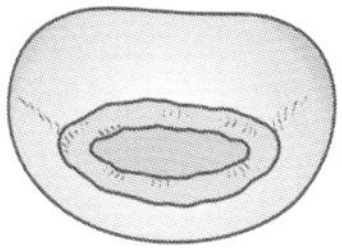
僧帽弁閉鎖不全症	僧帽弁が、ぴったり閉まらなくなる。僧帽弁についている腱索というひものような部分が伸びたり、切れたりする。心臓が収縮するたびに、本来一方通行で左心室から大動脈へ送られる血液が左心室の手前の左心房に逆流するようになり、左心室や左心房がいたんでいく 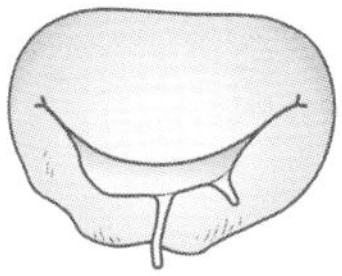
大動脈弁狭窄症	弁の蝶番にあたる交連部という部分がくっついたり、弁が硬くなって動きが悪くなったりして十分に開かなくなる。左心室から大動脈へ十分な量の血液を送るために、左心室の筋肉に大きな負担がかかる。突然死につながる危険性もある 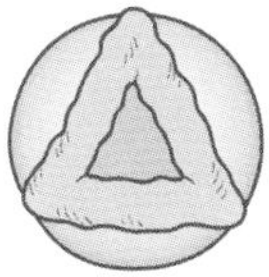
大動脈弁閉鎖不全症	弁が変形したり、一部分がたるんだりして、弁がぴったり閉じなくなる。左心室から大動脈へ送られた血液の一部が逆流し、左心室に負担がかかる。左心室の拡大をもたらす。急におきると急性心不全になる 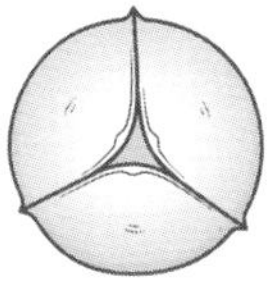
その他	**感染性心内膜炎**：感染によって発症する。血液の中に細菌が存在する菌血症が長く続き、弁を破壊する。「ゆうぜい」と呼ばれるかたまりが弁につくこともある。急激な弁の破壊による急性心不全やゆうぜいが血流に乗って脳や全身の臓器におこす塞栓症による死亡率が高いので早期発見が重要 **三尖弁閉鎖不全症**：単独でおこることはまれ。たいていは僧帽弁か大動脈弁の弁膜症がもとで二次的におこる **このほか**：大動脈弁輪拡張症などもある

弁膜症の程度

病状の程度によって三段階に分けられる

心エコー検査などいくつかの検査をおこなって弁の機能を調べ、重症度を判定します。重症度は今後の治療方針の目安となります。

弁の機能がどの程度低下しているかを調べる

重症度は、心エコー検査など、いくつかの検査をおこない、弁膜症がどの程度進行しているかを医師が総合的に判定します。

よく誤解されるのですが、重症度は症状のあるなしや症状の強さで決まるものではありません。あくまで弁膜症という病気の進行度をみるものです。弁がどの程度いたんでいるか、機能がどの程度低下しているか、それによって血液の流れにどういう影響が及んでいるかなどをみます。

患者さんは「症状がないから軽症でしょう」と思いがちですが、これは間違いです。

重症度の決め方

検査数値から決めるものではなく、いくつかの検査から決めていきます。心エコー検査は大きな手掛かりになります。

総合的に判断

弁のいたみ具合はどうか、弁は硬くなったり形が変わったりしていないか、弁はきっちり閉じるか、弁は十分に開くか、血液の逆流はどの程度かなど、医師が総合的に判定する

3段階に分類

一般的には軽症・中等症・重症の３段階に分ける。弁膜症の種類によっては、さらに詳しく分類する場合もある

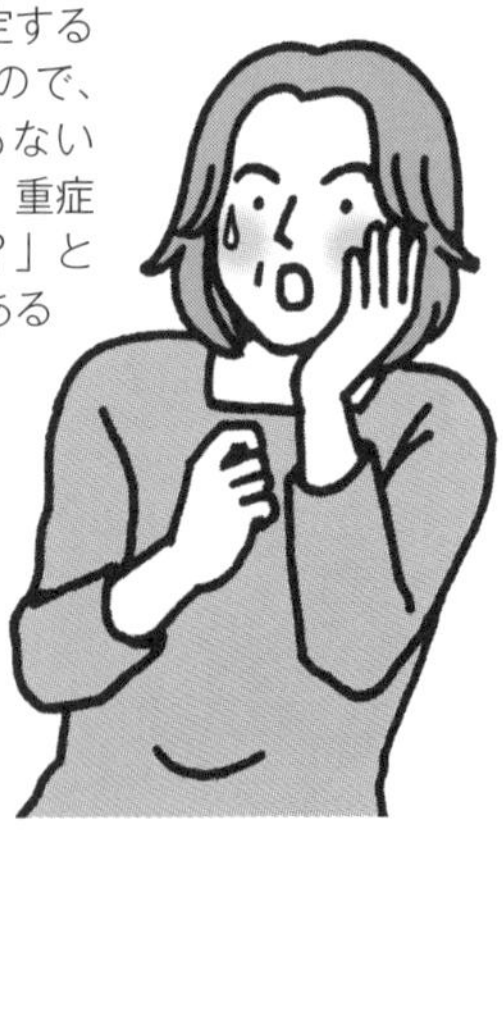

症状から判定するのではないので、「私なんともないんですけど、重症なんですか？」ということもある

血流をみる

心エコー検査では、重症度を判断する材料のひとつとして、血液の逆流やよどみ（滞留《たいりゅう》）の程度もみます。弁の不具合から血流に影響が及ぶしくみをみてみましょう。

逆流

弁がしっかり閉じないと（閉鎖不全症）、血液が逆流してしまう。例えば僧帽弁閉鎖不全症では、心臓が収縮するたびに、血液が左心室から左心房へ逆流するようになる。重症度の判定には、逆流の程度をみる

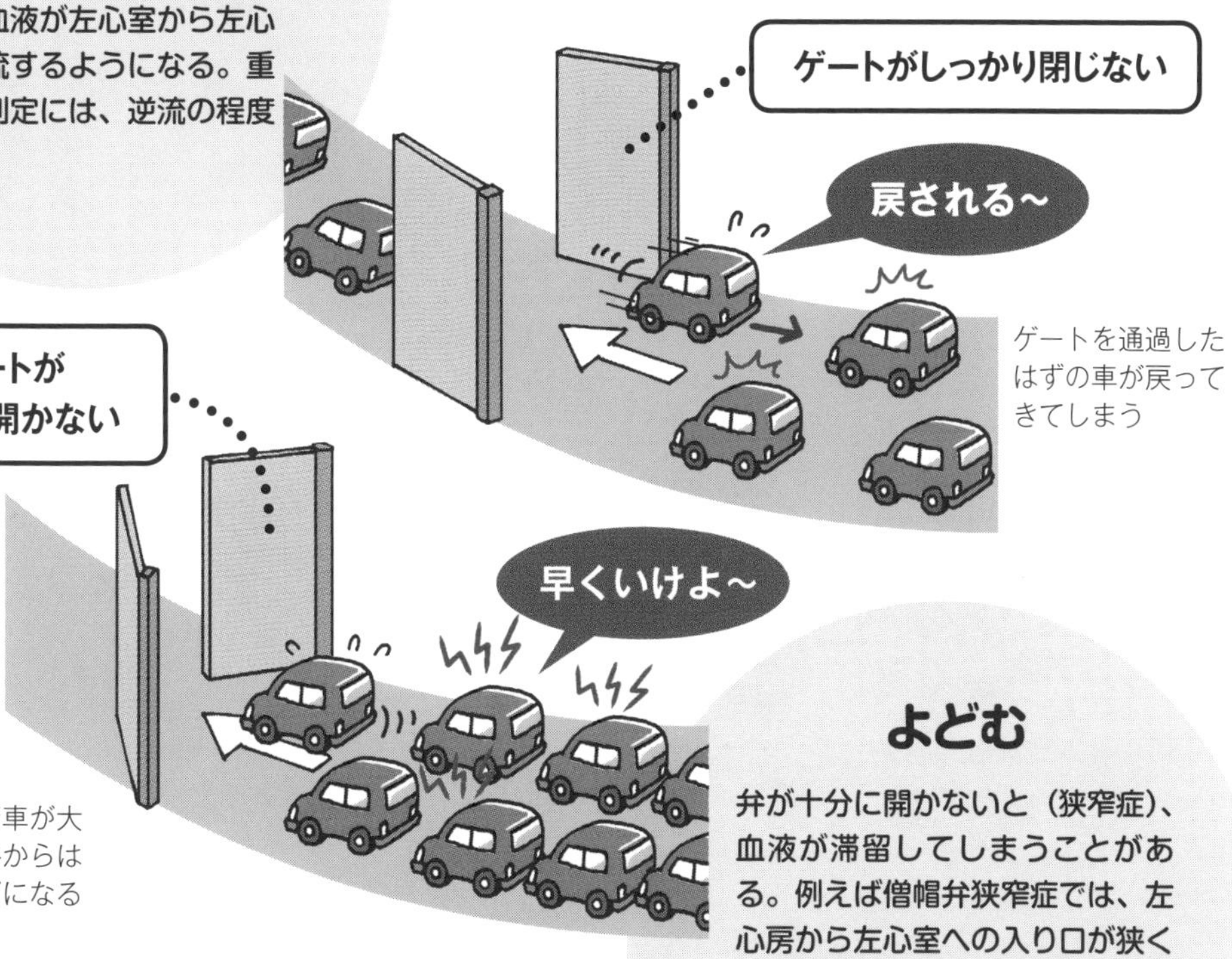
ゲートがしっかり閉じない
戻される～
ゲートを通過したはずの車が戻ってきてしまう
ゲートが十分に開かない
早くいけよ～
ゲート前で車が大渋滞。道路からはみだすほどになる

よどむ

弁が十分に開かないと（狭窄症）、血液が滞留してしまうことがある。例えば僧帽弁狭窄症では、左心房から左心室への入り口が狭くなって血液がうまく通過できなくなる。血液はよどんで、血栓（血液のかたまり）ができることがある

心エコー検査の例

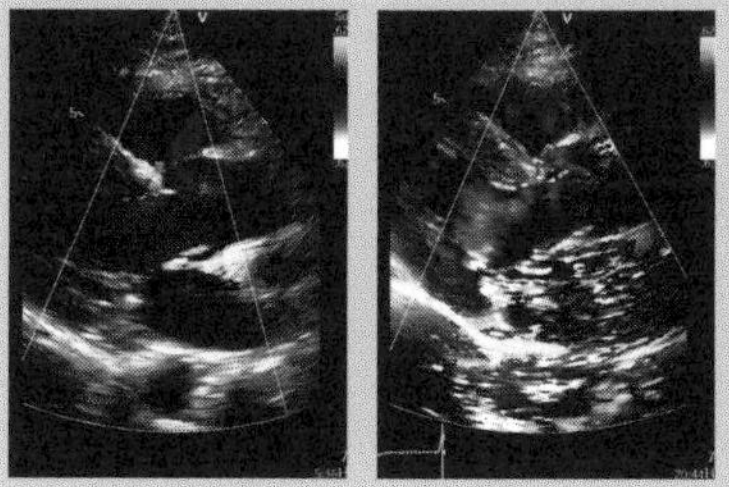

血流がよくわかる。僧帽弁形成術の手術前（右）にあった逆流（赤い部分）が手術後（左）にはなくなった

重症度で経過観察か手術かが決まる

治療方針は重症度に応じますが、病気が進めば治療方針も変わります。今の段階で軽症でも、進行して重症になれば手術を考えます。

経過観察になった例

弁膜症と診断されたら、誰もが手術になるわけではありません。下記は経過観察になった例です。

僧帽弁閉鎖不全症で

高齢の男性。心エコー検査でみると、僧帽弁の位置はずれておらず（逸脱がない）、逆流も軽度でした。血圧を下げる薬で逆流が減ったので、今後も血圧のコントロールを続けることになりました。

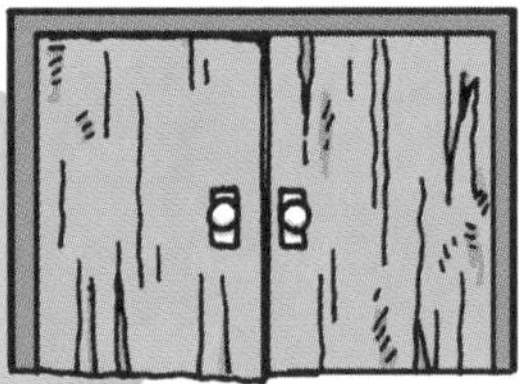

扉は閉まりきらないけれど、ずれてはいなかった

大動脈弁閉鎖不全症で

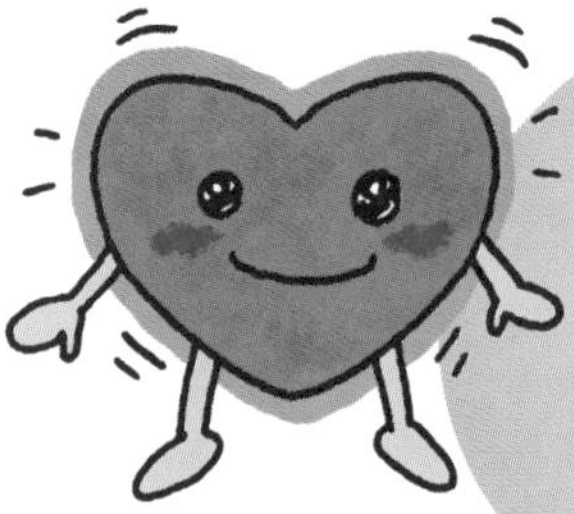

50代の女性。逆流の程度は軽度。逆流が重度になると左心室が大きくなってくるのですが(車がたまるので、道路を広げるようなこと)、大きさは正常範囲内でした。今後はあまり変わらない可能性があります。

心臓の大きさは変わっていなかった

僧帽弁狭窄症で

僧帽弁が開くときの面積が正常の半分以下でしたが、弁に柔らかみがあり、肺高血圧（肺動脈圧の上昇）も軽度でした。60代の女性で趣味の登山を続けている人です。今後経過をみて、手術ではなくカテーテル治療になる可能性はあります。

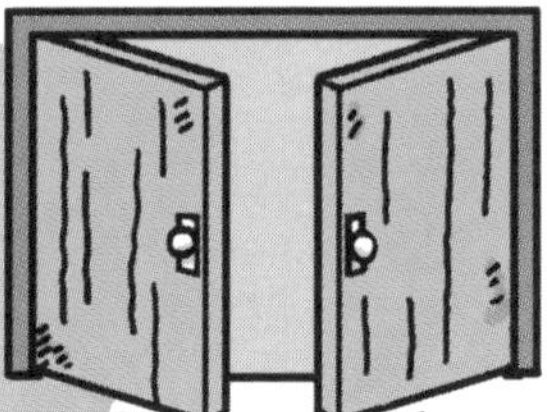

扉の開き具合を定期的に検査

軽症と中等症は定期的に検査を

軽症と中等症と診断された人で、心臓の機能が正常であれば、これまでどおりに生活することができます。特に生活スタイルを大きく変える必要はありません。

必ず守りたい注意点は、定期的に検査を受けることです。検査の頻度・間隔は個人によって異なり、医師から指示されるので、それを守って検査を受けてください。

これまでと異なる症状が出たときや、症状が悪化したときはすぐに受診しましょう。

症状を軽減するため、薬を使うこともある

軽症や中等症の人が動悸や息切れを感じることがありますが、多くは不整脈によるものです。そのほか、体重増加、高血圧、運動不足などの場合もあります。

高血圧や高コレステロール血症などがあり、弁膜症の進行に影響すると医師が判断した場合は、薬が処方されることもあります。

また、弁膜症の重症度にかかわらず心房細動や心不全があれば薬を使います。血栓予防の抗凝固薬《こうぎょうこやく》、血圧を下げる降圧剤や利尿剤、血管を広げる血管拡張剤などです。

なお、これらは弁膜症そのものを治す薬ではないので、誤解のないようにしましょう。

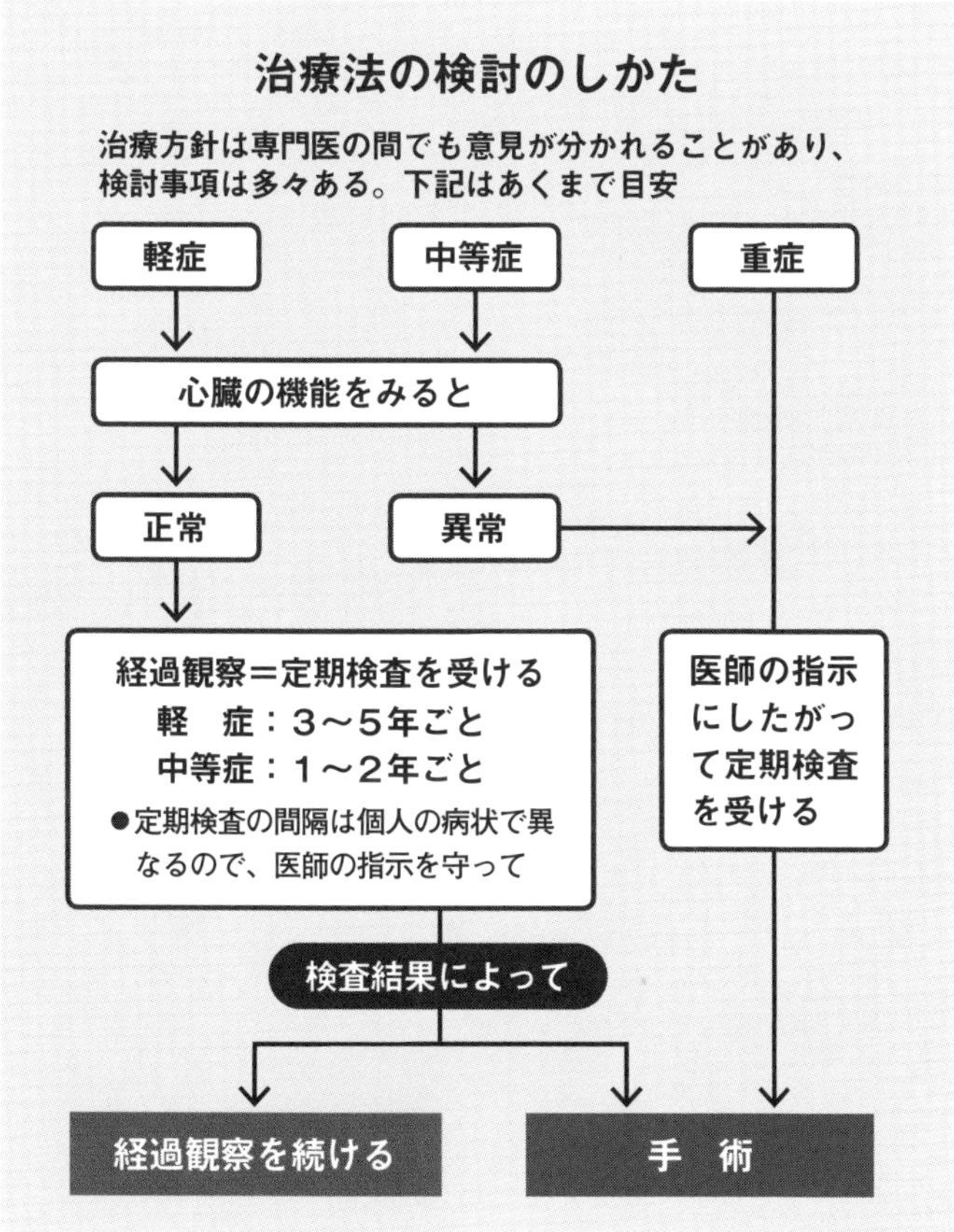
治療法の検討のしかた
治療方針は専門医の間でも意見が分かれることがあり、検討事項は多々ある。下記はあくまで目安
軽症
中等症
重症
心臓の機能をみると
正常
異常
経過観察＝定期検査を受ける
軽　症：３～５年ごと
中等症：１～２年ごと
●定期検査の間隔は個人の病状で異なるので、医師の指示を守って
医師の指示にしたがって定期検査を受ける
検査結果によって
経過観察を続ける
手　術

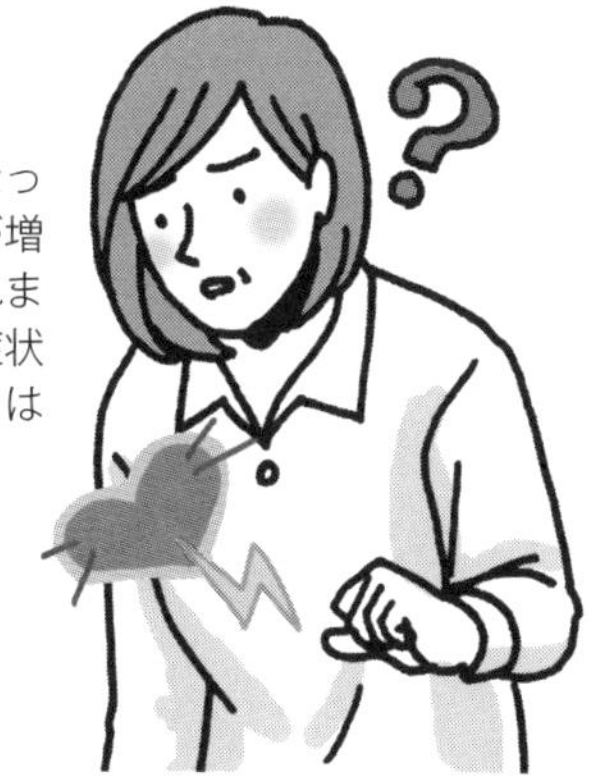

症状が強くなったり、頻度が増えたり、これまでなかった症状が現れたときはすぐに受診を

時期を決める

「手術を」と言われたら、早いほうがいい

検査の結果などから、医師に「手術を」と言われたら、できるだけ早い時期に手術を受けることを考えたほうがいいでしょう。心臓の壁が悪くなる前に、扉を治すことが大切です。

壁がいたむ前に扉を治す

手術が必要と医師から言われたとき、なにも症状がない人も多いのですが、息切れや胸の痛みなどが現れている人もいます。また、心不全や不整脈が現れている人もみられます。手術は適切なタイミングで受けることが大切です。

重症の場合、これから先は経過をみている間に病気がよくなることも、手術の条件がよくなることもないので、できるだけ早く手術を受けることを考えるほうがよいでしょう。ただ、早く手術したほうがよいかどうかについては病院や医師による意見の違いもあるので、納得できなかったらセカンドオピニオンを求めましょう。

なぜ、手術が必要か

手術は症状をとるための治療ではありません。弁膜症が進行すると、症状がなくても心臓の壁（筋肉）のいたみが進んで、元に戻らなくなることがあるからです。手術して退院できても「心臓の悪い人」として生きていかなければならないのです。

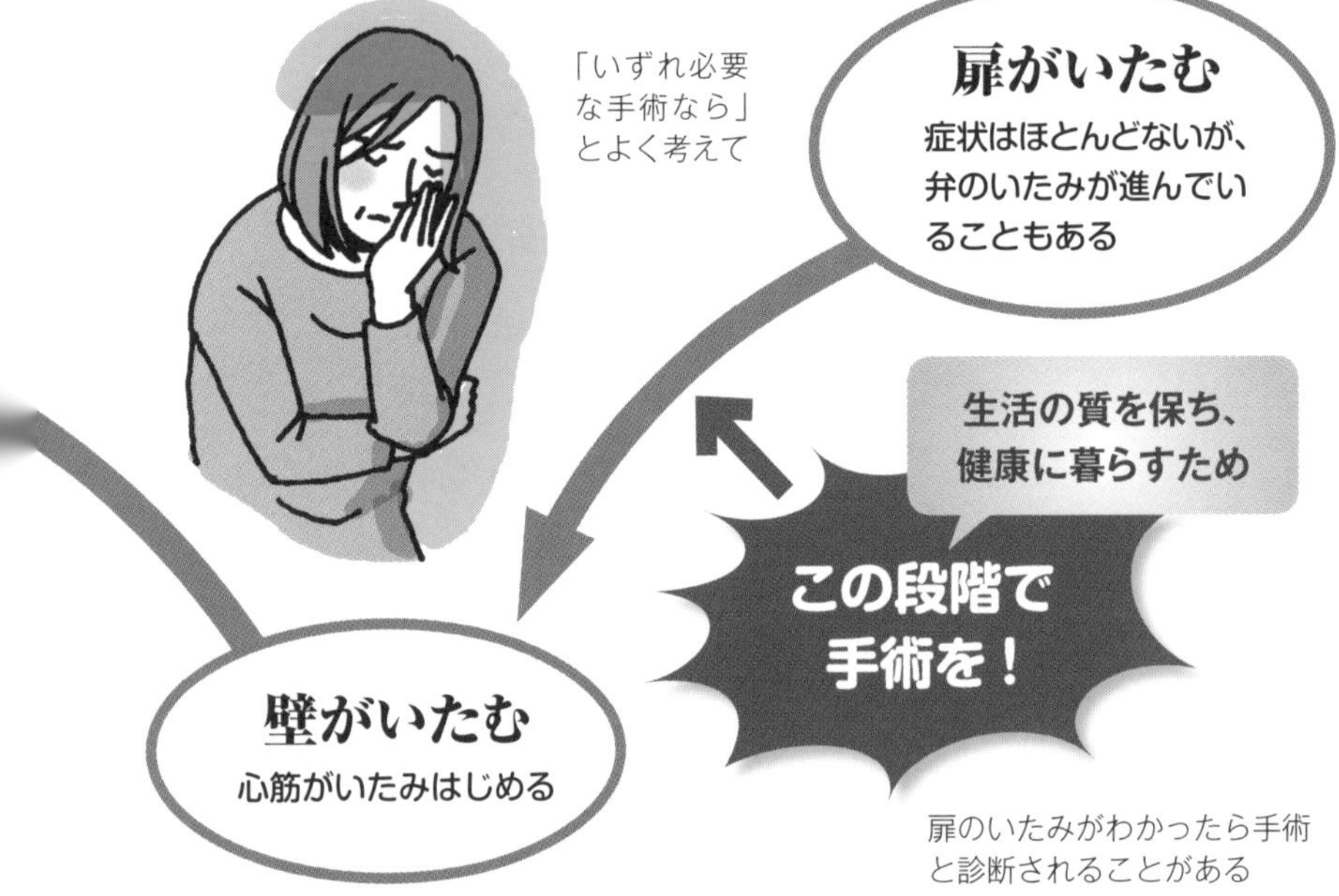

「いずれ必要な手術なら」とよく考えて
扉がいたむ
症状はほとんどないが、弁のいたみが進んでいることもある
生活の質を保ち、健康に暮らすため
この段階で手術を！
壁がいたむ
心筋がいたみはじめる
扉のいたみがわかったら手術と診断されることがある

Q 心不全や不整脈から弁膜症があるとわかってからでは手術は遅い？ 高齢です。

心不全や不整脈から弁膜症が発見されても、高齢でも、手術をするのが遅いということはありません。ただ、病院、医療チーム、持病、本人の活動性にもよります。医療チームの成績を医師などによく聞くこと、病院の実績をインターネットなどで調べることが大切です。

また、手術で弁膜症は改善しても、心不全や不整脈の症状が改善するかどうかは別のことです。本人は「よくなっていない」と言うこともありえます。

心不全や不整脈が弁膜症のためにおこったかどうかわかりません。心不全や不整脈それぞれの治療は継続していきます。

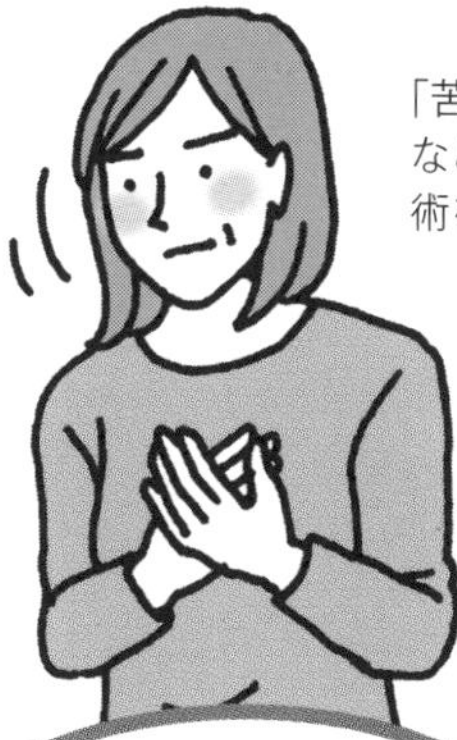
「苦しくなる前に」などと納得して手術を受ける人も

家がいたむ

心臓の壁がいたむ。いたんだ壁はずっと残ることがある

心不全、不整脈がおこりやすくなる

診断後の経過

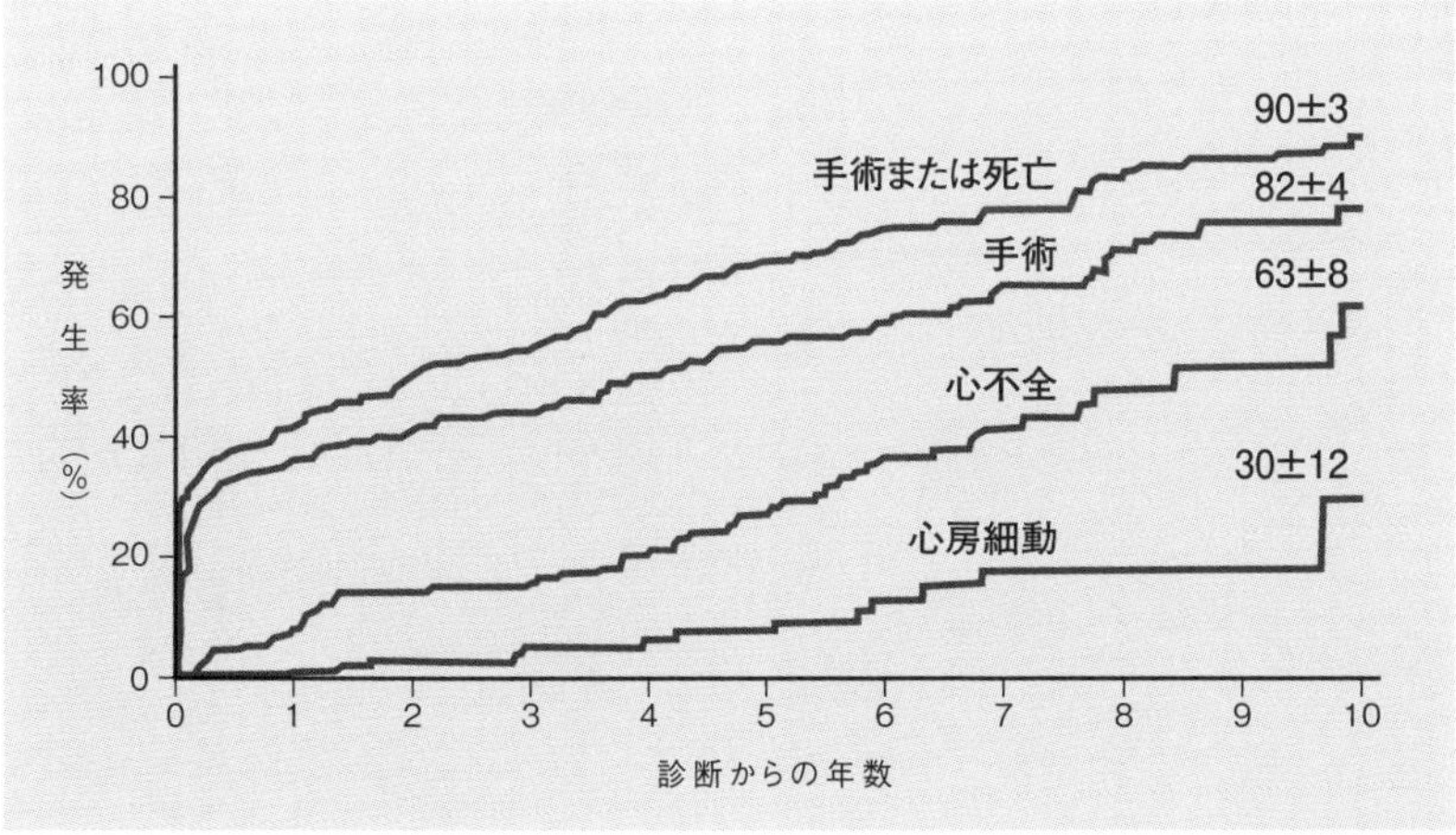
100
80
60
40
20
0
発生率（%）
0 1 2 3 4 5 6 7 8 9 10
診断からの年数
手術または死亡
90±3
手術
82±4
心不全
63±8
心房細動
30±12

左図は、強い僧帽弁閉鎖不全症と診断された人の10年間の経過。約63％が心不全となり、約30％が心房細動になっている。手術または死亡が約90％だが手術は約82％なので、死亡は８％ほど

出典：ニューイングランド ジャーナル オブ メディスン 1996年掲載の論文

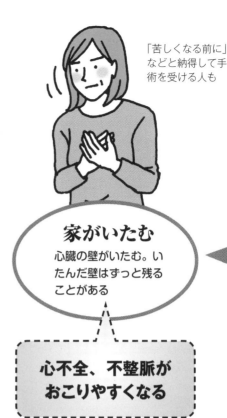

方法を決める

どんな手術を受けるかで人生が変わる

弁膜症の治療法には、外科手術とカテーテル治療があります。
それぞれの選択肢のなかからどれを選ぶかによって手術後の生活がガラリと変わります。

弁膜症の手術・治療法

心臓のどこの扉（弁）を、どの方法で手術・治療するのか、医師の説明をよく聞きます。そのうえで自分の希望を伝え、方法を決めます。

外科手術

胸を開いて手術する。弁の状態に応じて、いたんだ弁を修復する方法か、弁そのものを生体弁か機械弁のどちらかに交換する方法がある

➡P62へ

または

カテーテル治療

高齢や持病などで、胸を開く手術のリスクが高い場合などに選択されることが多い。適応基準が決まっているため、自分が当てはまるかどうかを確認する

- 僧帽弁のカテーテル治療 ➡ P64へ
- 大動脈弁のカテーテル治療 ➡ P68へ

自分はどの手術・治療を選べるのか確認する

弁膜症治療の中心は外科手術です。いたんだ心臓の扉、つまり弁の形を整えたり、弁そのものを人工弁と取りかえたりします。手術以外では、細い管を心臓まで通して弁を治療するカテーテル治療があります。

どの手術・治療を受けるかは医師とよく話し合って決めますが、希望どおりにできるかは患者さんの状態によって異なります。カテーテル治療を希望しても、病状や弁の状態によっては外科手術しかできないこともあります。弁膜症の治療にはどのような方法があり、自分はどの方法を選べるのか、まずはそこを確認します。

生体弁

ウシまたはブタの生体組織を加工してつくられている

または

機械弁

パイロライトカーボンという炭素繊維やチタンなどでできている

弁置換術《べんちかんじゅつ》

いたんだ弁を切除し、人工弁に交換する手術。人工弁には生体弁と機械弁の２種類があり、どちらかを選ぶ
➡P48、P78へ

弁形成術

弁のいたんでいる部分を縫い合わせるなどして形を整え、正常に開閉するように修復する手術。自分の弁を温存できるので、心房細動などの不整脈がなければ手術後に抗凝固薬を服用する必要がない ➡P76へ

医師に確認しておきたいこと

例えば下記のようなことを聞いておきましょう。

- □ **手術の方法**
  弁を形成できる見込み、形成した弁はどのくらいもつのか
- □ **手術後の生活**
  以前のような生活に戻れるのか、運動や仕事はどうか
- □ **弁の状態**
  どのくらい悪くなっているのか
- □ **心臓の機能**
  どのくらい悪くなっているのか
- □ **心臓の大きさ**
  心臓が大きくなっているのか、もとに戻るのか

開胸手術

胸骨《きょうこつ》を縦に切開しておこなう(胸骨正中《せいちゅう》切開《せっかい》)。全身麻酔で、所要時間は３～５時間ほど。手術後は２週間前後入院するのが一般的。病院によっては５日くらいで退院することも少なくない ➡P70へ

または

低侵襲《ていしんしゅう》心臓外科手術（MICS《ミックス》）

右側の胸の肋骨《ろっこつ》と肋骨の間を小さく切開する方法が中心。胸骨を大きく切開しないので出血が少なく、感染のリスクも低い。患者さんの体への負担も軽いが、適応条件がある ➡P72へ

生体弁と機械弁、それぞれの特徴を理解する

弁置換術では、いたんだ弁を切除して新しい弁に交換します。このとき用いられる人工弁には、生体弁と機械弁の二種類があります。どちらかを選ぶことになります。

まず、特性・特徴を正しく知ることが大事

現在、日本でよく用いられている人工弁は、異種生体弁と機械弁です。どちらを選ぶにしても、まずは両方の特性・特徴を正しく理解することが大切です。

というのも、どちらの弁を選ぶかによって手術後の生活が大きく変わるからです。趣味や仕事、妊娠や出産などを考慮します。

置換術を受けた後で自分が考えていた生活と違うからといって、そうそう簡単に弁を再交換する手術はできません。手術を受ける前に十分に検討するようにしましょう。その際に質問や不安な点があれば、納得がいくまで医師と話し合います。

2つの弁の特徴

生体弁と機械弁の違いは、材料が生体材料か人工材料かという点と、それに伴う耐久性、血栓のできやすさです。

機械弁

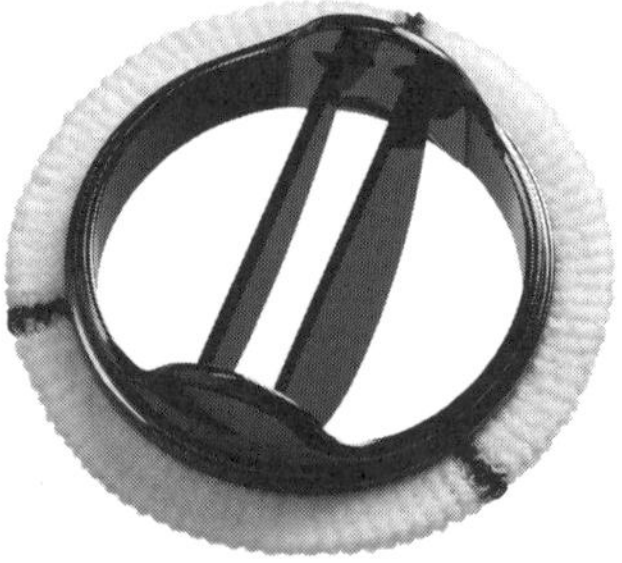

なにでできている?

パイロライトカーボンという炭素繊維、チタンなどの人工材料でできている

生体弁

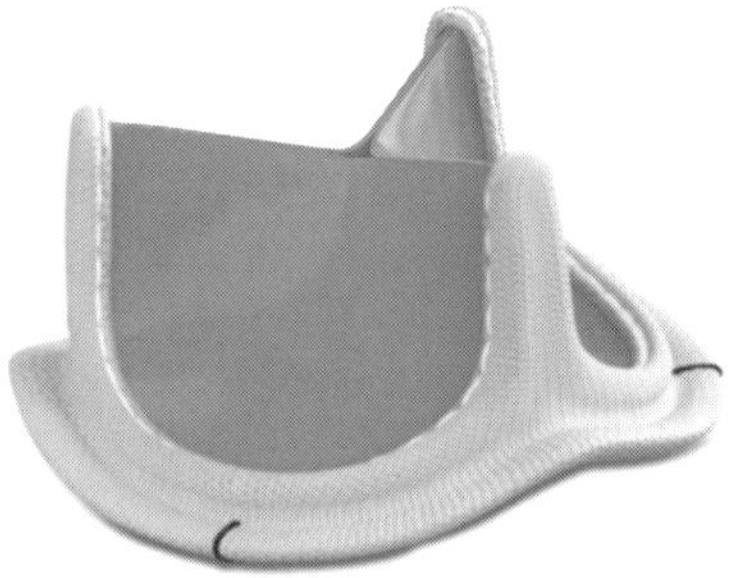

なにでできている?

ウシやブタの生体組織を材料にしてつくられている。機械弁よりも人間の体に近い性質

生体弁と機械弁の比較

	生体弁	機械弁
耐久性は	●10～20年 若い人は、耐久年数が短くなる傾向があり、高齢者では長持ちする傾向がある。ただし、個人差があり、20年以上長持ちする人もいれば、数年で交換になる人もいる	●半永久的（20～30年） ほとんどの人は一生涯もつので、人工弁周囲逆流による溶血などの合併症がなければ、再交換の必要はまずない
手術後の薬の服用	●治療後３ヵ月程度 血栓を防ぐため、抗凝固薬のワーファリンを手術後３ヵ月ほど服用するが、心房細動、心房粗動がなければその後は服用しなくてよくなる	●生涯にわたる 機械弁の金属の部分に血栓ができやすい。そのため、生涯にわたり、抗凝固薬のワーファリンを服用し、１～２ヵ月おきに血液検査を受ける必要がある
選ぶときのポイント	・年齢によっては再度、生体弁を交換する手術が必要になることを考えておく ・ワーファリンの服用は手術後一時的なので、その後の生活で食事や運動の制限、けがの心配や手術などの際に制限を受けることがなくてすむ	・機械弁は心臓の拍動に合わせ、開閉時にカチカチと音がするため、これが気になる人もいる ・ワーファリンの服用によって、出血が止まりにくいことを理解する。また、食事や運動の制限、手術などの際に注意点があることを知っておく ・女性は、ワーファリンの服用によって妊娠・出産が非常に難しくなることを知っておく。 妊娠・出産を希望する場合は機械弁を避けたほうがよい

エドワーズライフサイエンス株式会社「心臓弁膜症サイト」より改変・加筆

弁の選び方

病状や自分のライフスタイルなどから判断を

機械弁と生体弁のどちらがいいか、一概にはいえません。病状やその人がなにを優先したいのかによって変わるからです。納得がいくまで考えましょう。

どちらにも長所・短所がある

機械弁と生体弁のどちらを選ぶかによって、手術後の人生・生活は大きく影響を受けます。そのため、手術を受ける前に十分に検討することが大切です。

機械弁と生体弁の特徴は、先に述べたように（→P49）、どちらにも長所と短所があります。それをふまえ、自分が手術後の生活でなにを優先したいのかを考えて選ぶようにします。

また、病状や弁の状態、合併症や持病の有無などによっても、どちらを選んだほうがよいかが変わってきます。医師によく聞き、家族とも十分に話し合って決めましょう。

なにを優先したいかを考える

自分がなにを優先したいのか、それをかなえるにはどちらの弁を選ぶのがよいかを考えます。左ページにあげた項目を参考に検討してみましょう。

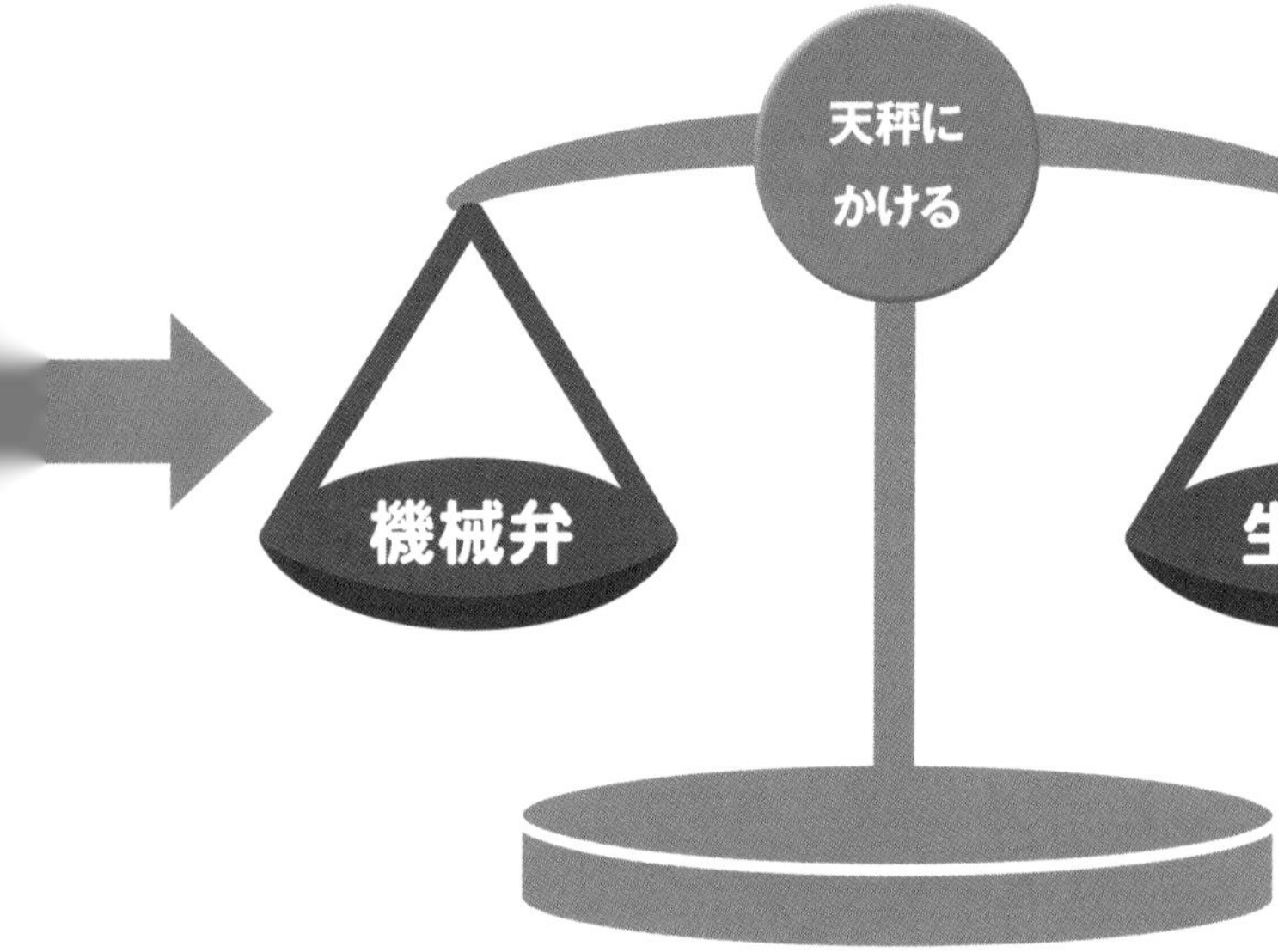

人工弁には２種類ある。どちらを選ぶか、機械弁と生体弁の長所・短所を天秤にかけ、より自分の希望に近いのはどちらかを考えよう

年齢

高齢者は生体弁、若年者は機械弁といわれてきたが、医療技術の進歩、手術成績の向上を背景に若年でも希望者に対しては生体弁植え込みをおこなう病院が増えている

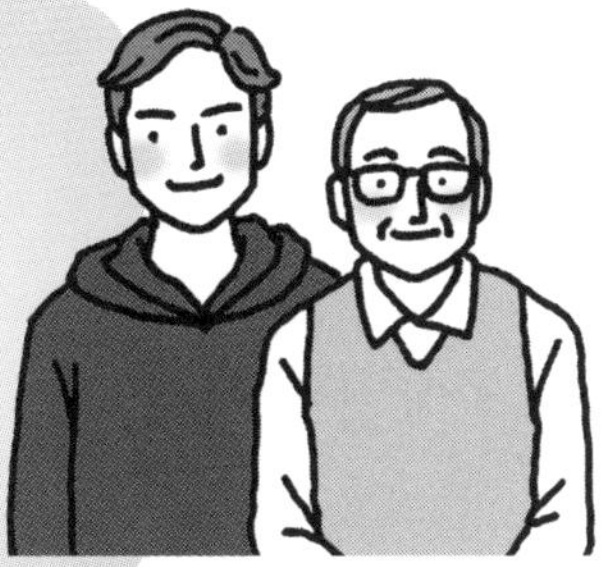

持病の有無

手術に影響する持病の有無、過去の手術歴も重要。特に、開胸手術を受けた経験がある場合は手術の方法が限られる

例えばこんなことを考えて

再手術の可能性

生体弁の耐久性の問題によって、再手術になる可能性が高い。年齢や病状、持病の有無によってそれが可能かどうか

家庭の事情

家族に常に看病や介護が必要な人がいる、経済的な問題がある、海外に居住する予定があるといった事情があれば、これらも選択に大きく影響する

食の好み

機械弁ではワーファリンを服用することになり、この場合は納豆やクロレラ、青汁は禁止。緑黄色野菜など食べすぎてはいけない食品もある

職業・仕事

けがの心配があるか。例えば、包丁を使う料理人、ハサミやかみそりを使う理美容師、農林漁業従事者はワーファリンの服用で、小さい傷でも出血の危険。とび職、建設現場作業員などは事故の際、生命の危険を伴う。自動車、バイク、トラックを使う仕事なども同様

趣味やライフワーク

ワーファリンを服用すると出血が止まりにくくなる。スポーツや趣味などでけがをする可能性があるものは、機械弁を選択した場合、そうした趣味をやめる決断ができるかどうか

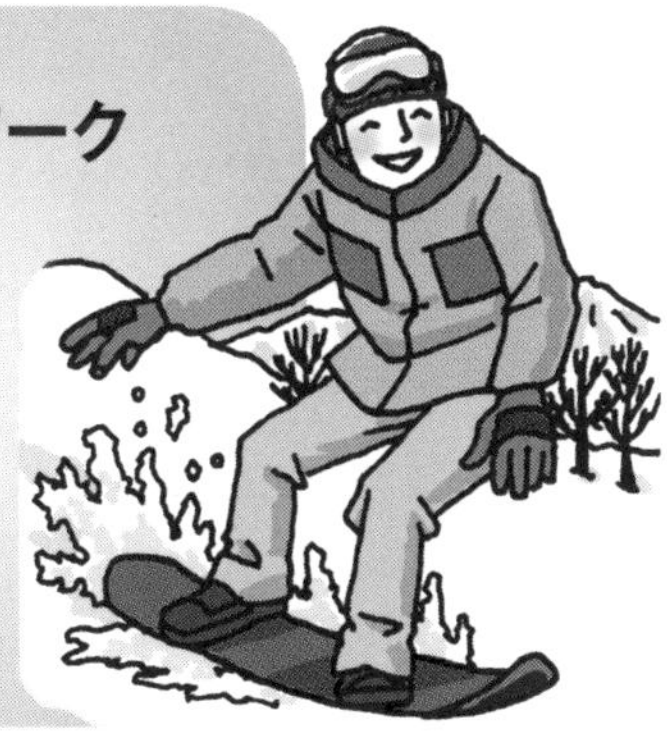

自分の性格

几帳面で慎重派か、うっかりしやすいか、あるいはがんこな性格か、柔軟でこだわらないかなど、自分の性格・気質では手術後の生活の変化を受け入れられるか、注意点をきちんと守っていけるかどうか

ケーススタディ
3

趣味の野球を続けたい Cさんは生体弁を選択

Cさんは弁膜症がみつかり、手術をすることになりました。Cさんが最も気がかりだったのは、大好きな野球を続けられるかどうかでした。

野球が大好きなCさんの場合

弁膜症で弁置換術を受けることになったCさんは、生体弁と機械弁のどちらを選べばよいのか考えていました。

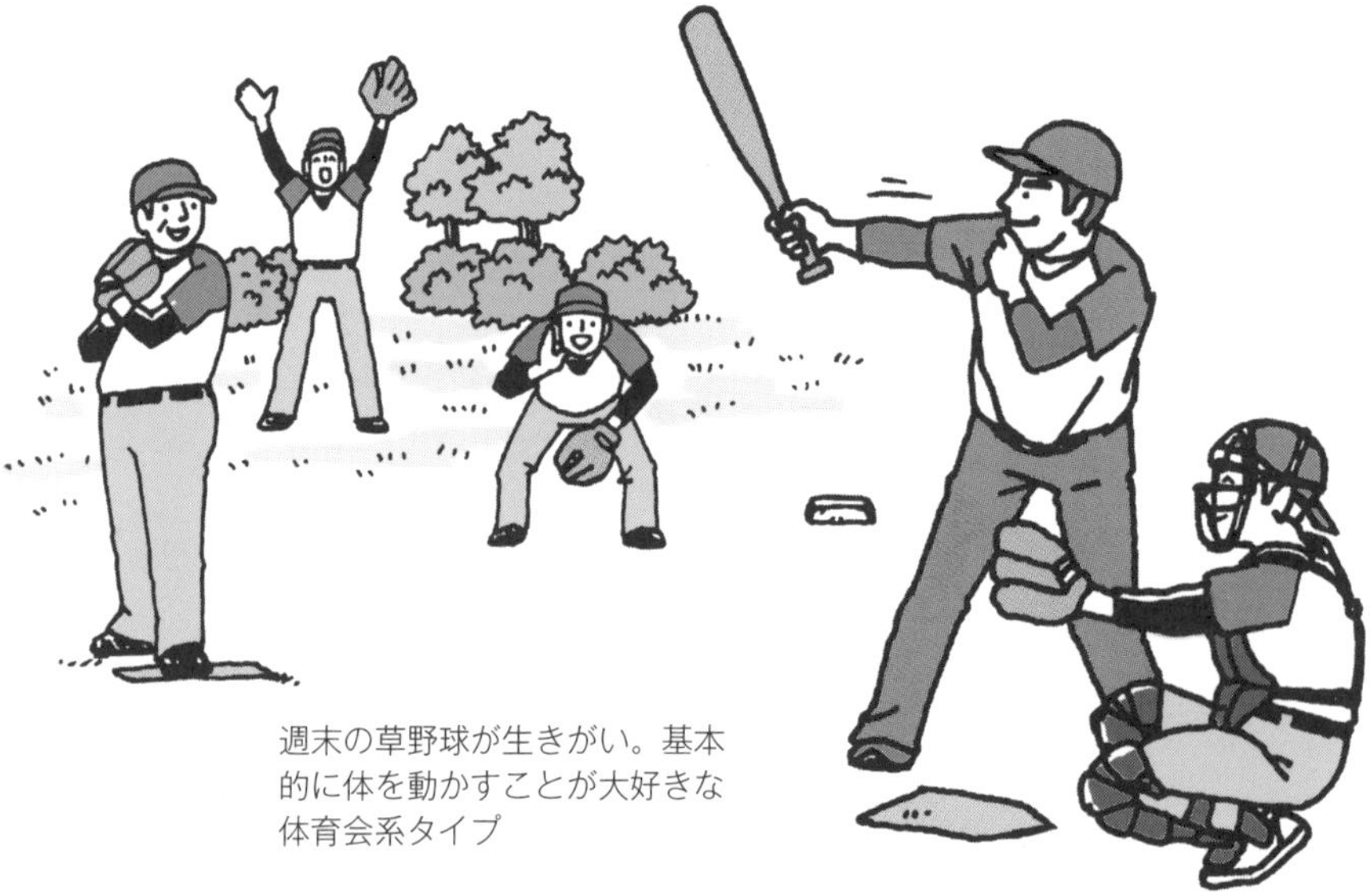

週末の草野球が生きがい。基本的に体を動かすことが大好きな体育会系タイプ

動悸と息切れは歳のせいではなかった

Cさんは甲子園を目指す高校球児でした。会社員になってからも、週末には所属の草野球チームでプレイしています。ところが最近、動悸や息切れを感じるように。チームメイトには年齢のせいだろうと笑われていました。

そんなとき勤務先で健康診断を受けたところ、心雑音があると指摘され、精密検査を受けることになったのです。

Cさんは、考えた末生体弁での手術に

検査の結果、大動脈弁閉鎖不全症とわかりました。Cさんの弁膜症はすでに重症になっており、で

生体弁に決めた理由

草野球とはいえ、Cさんにとっての最優先は手術後も野球ができること。ワーファリンを服用すれば、けがを心配して思い切りプレイできなくなる。そこで、ワーファリン服用が必須である機械弁ではなく、生体弁を選んだ

Cさんのプロフィールと手術までの流れ

Cさん：男性（30代後半）・会社員

最近、全力疾走した後の動悸と息切れが強くなってきたことが気になっていた。健康診断でそれを医師に話したのがきっかけで弁膜症が発見され、手術を受けることになった

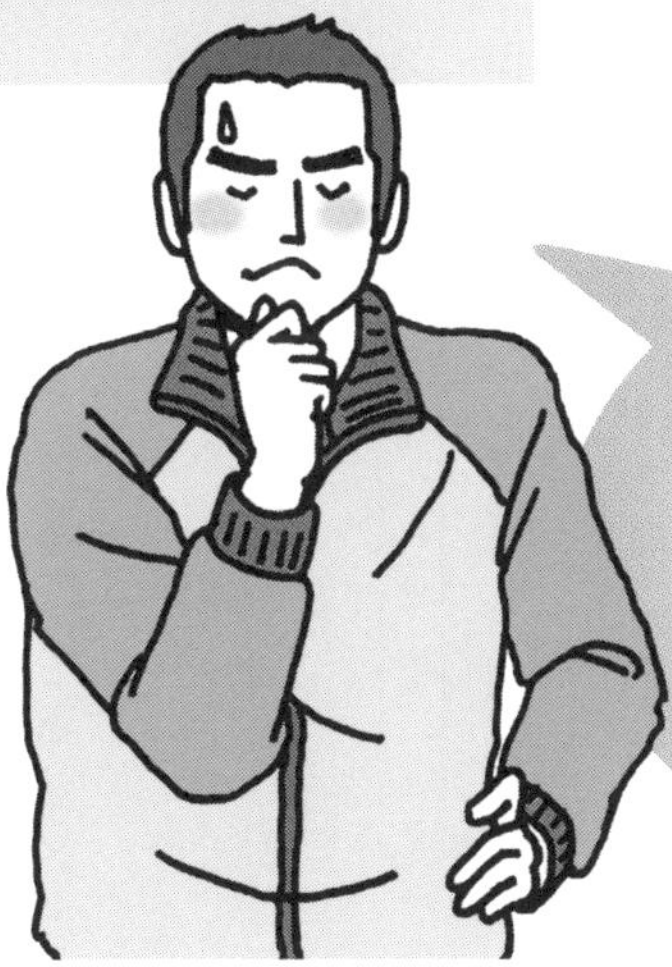

先生から、しばらくの間ははげしい運動をやめるようにと言われ、もう野球ができないのかと、かなり落ち込みました。生体弁を選んだのは、再手術になってもいいから、野球を続けたかったためです

ボールが当たったり、スライディングでけがをしたりすることもあると考えた

きるだけ早く手術が必要です。

医師から、弁を交換する手術が必要なこと、機械弁ではワーファリンの服用によって、けがをした際に出血が止まりにくくなる心配があることが伝えられました。また、当時Cさんは三〇代後半。まだ若かったこともあり、生体弁を選んだら交換のための再手術が必要になることも説明されました。

Cさんは迷いましたが、「生体弁で」と決断しました。

再手術になったものの野球を楽しんでいる

手術後しばらくしてCさんは職場にも復帰し、半年後には週末の草野球も再開しました。以前と変わらず、週末に野球を楽しめることにとても満足していました。

それから一〇年後。Cさんは再手術を受けることになったのです。このときも生体弁を選びました。

再手術後も変わらず元気で、以前ほどではないものの、現在も草野球を楽しんでいます。

ケーススタディ
④

再手術を避けるために機械弁に決めたDさん

仕事で独立を決めたDさんは、とにかく仕事を優先したいという希望がありました。そのため、再手術をしないですむ機械弁に決めました。

再手術の心配をしたくなかった Dさんの場合

手術を決断するまでの３年間、常にそのことが頭から離れず、苦痛だったDさん。仕事で独立する計画もあり、将来、再手術が必要になるという不安を解消したいと考えました。

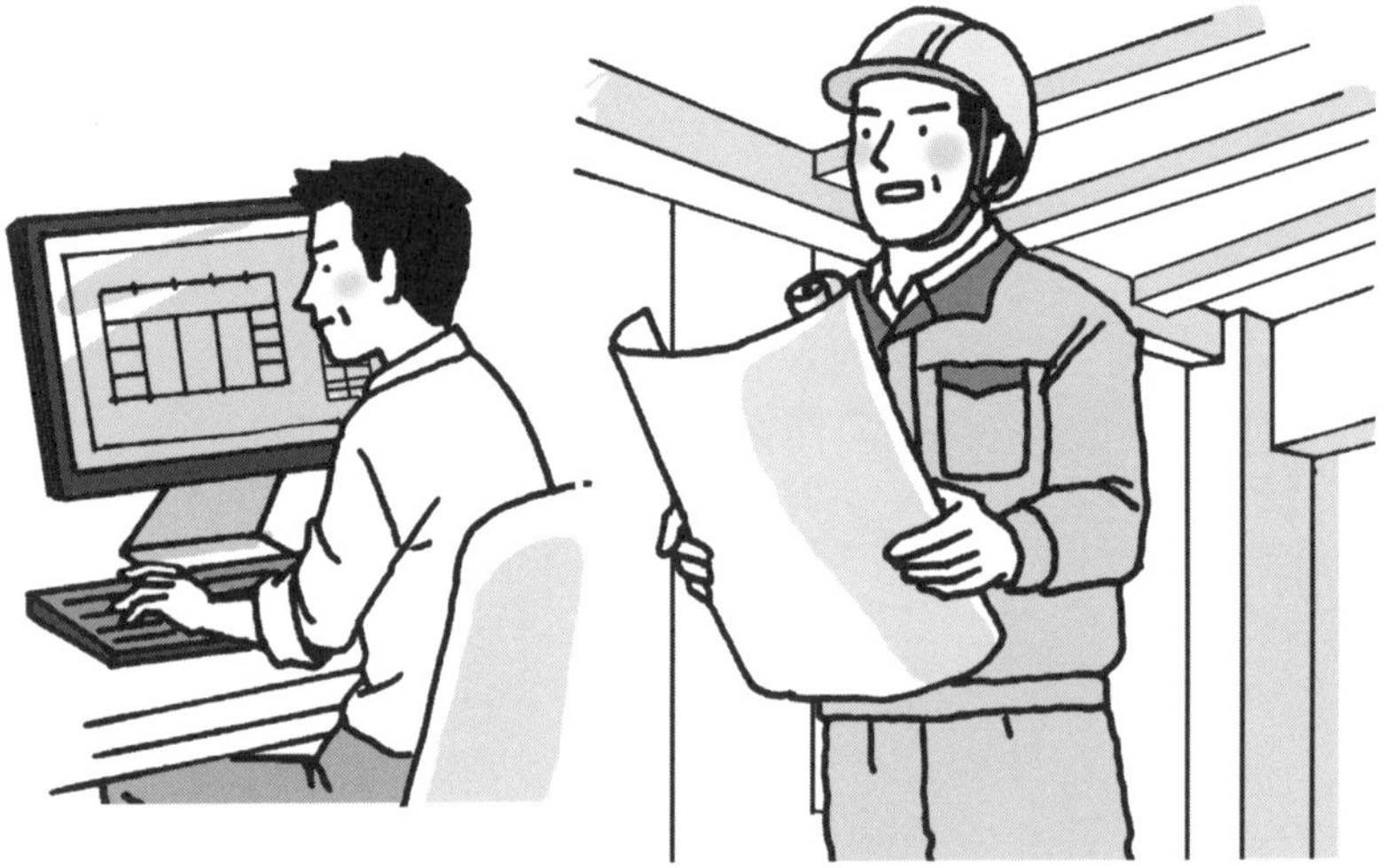

几帳面で、計画を立てて行動する性格。
手術も自分のタイミングで受けたかった

三年前に診断され、独立前に手術を決断

Dさんが弁膜症の診断を受けたのは三年前のことでした。仕事で疲れたときや走った後に動悸が強くなることがありました。そこで検査したところ、中等度よりもやや進行した弁膜症であることがわかったのです。

すぐにではないものの、大動脈弁の状態から数年以内に手術を受けたほうがいいと言われ、定期検査を継続しながら手術の時期を検討していました。

仕事に打ち込みたいから再手術は避けたい

そして三年後。独立して設計事務所を開くことを考えたDさんは、

機械弁に決めた理由

独立したらこれまでより忙しくなり、仕事中心の生活になる。将来、再手術が必要になったとき、そのせいで仕事に影響するのを避けたいと思ったため

Dさんのプロフィールと手術までの流れ

Dさん：男性（40代前半）・建築士

3年前に弁膜症があることがわかり、いずれ手術が必要になると医師から言われ、ずっとそのことが気になっていた。仕事で独立することになり、独立前に手術を受けることにした

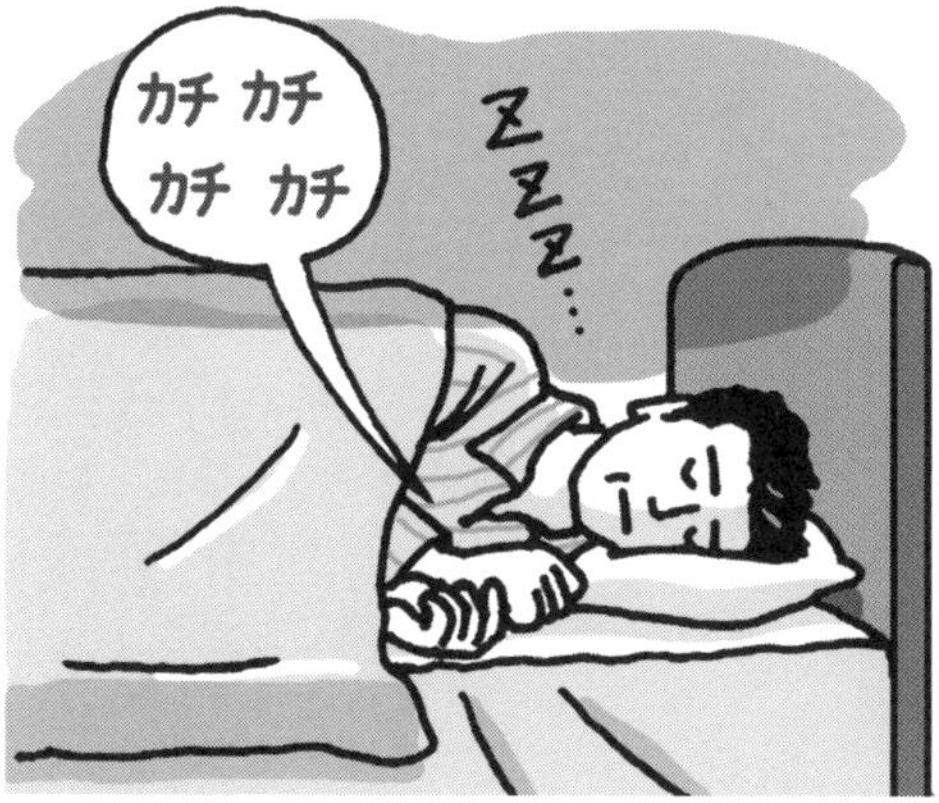

予想外だったのはカチカチ音だが、今では慣れて、ほとんど気にならず眠れるようになった

性格的にルーティンを守ることは得意です。ワーファリンを生涯服用すること、定期的な検査が必要なことも理解していたし、それが面倒だとも思いませんでした

独立前に思いきって手術を受ける決断をしたのです。

Dさんにとって、最も優先したいのが仕事でした。薬を服用しないですむ生体弁は気楽でよいと思う反面、年齢的に再手術の可能性が高いことが気になりました。

家族とも何度も話し合い、再手術の可能性が少ない機械弁を選ぶことにしました。

術後、しばらくの間、カチカチする音に悩む

手術は成功し、リハビリを経て家で療養中のとき、Dさんはあることに気づきました。

機械弁が動くときに発するカチカチという小さな音です。夜、ベッドに入ると周囲が静かなこともあり、気になって寝つきが悪くなることもありました。

しかし、「カチカチ音がするのは心臓が元気に動いている証拠でしょ」という妻の言葉で気持ちを切り替えることができ、今では気にならなくなったそうです。

感染性

感染が原因のものは緊急手術が多い

弁膜症には細菌の感染が原因でおこるものがあります。
この場合はできるだけ早く診断して適切な治療をしないと、危険な状態になることがあります。

弁が細菌に侵されることがある

細菌による感染が原因でおこるものを「感染性心内膜炎」といいます。血液の中に細菌が存在する菌血症が続くことが特徴です。

歯周病や歯科治療が原因のひとつとして挙げられますが、免疫力が落ちると細菌が優勢になり、感染症がおこってしまいます。通常は弁に細菌はつきにくく、弁にいたんだ部分があると菌がつきやすいといわれます。また、人工弁が入っている人は、特に注意が必要です。熱が続いたらまずこの病気を疑って受診しましょう。

大切なのは、こうした病気があると知っていることです。

弁に細菌が感染

健康な状態の弁にいきなり感染がおこるのではなく、すでになんらかの原因で弁がいたんでいて、そこに感染がおこると考えられています。

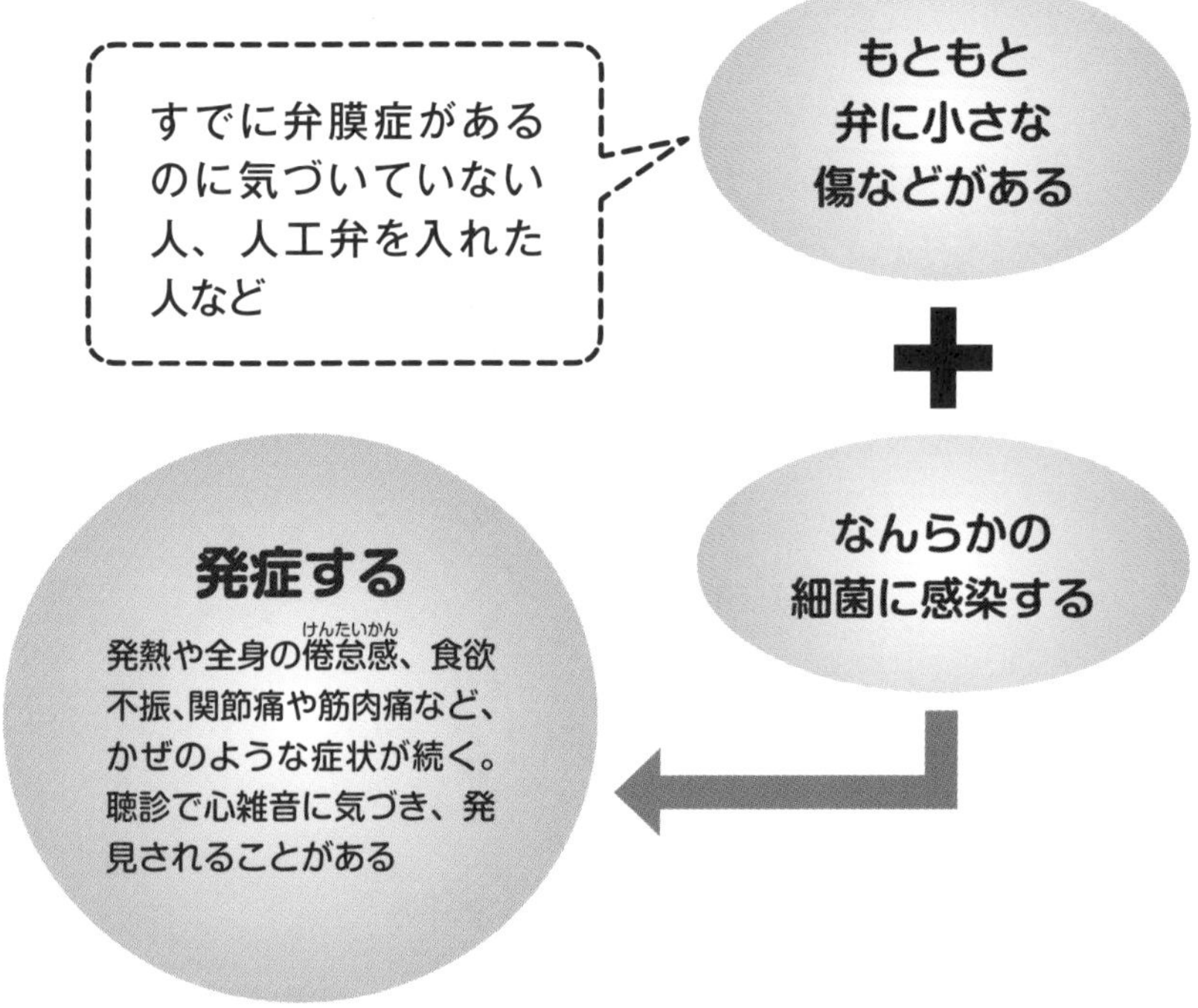

もともと弁に小さな傷などがある
すでに弁膜症があるのに気づいていない人、人工弁を入れた人など
なんらかの細菌に感染する
発症する
発熱や全身の倦怠感《けんたいかん》、食欲不振、関節痛や筋肉痛など、かぜのような症状が続く。聴診で心雑音に気づき、発見されることがある

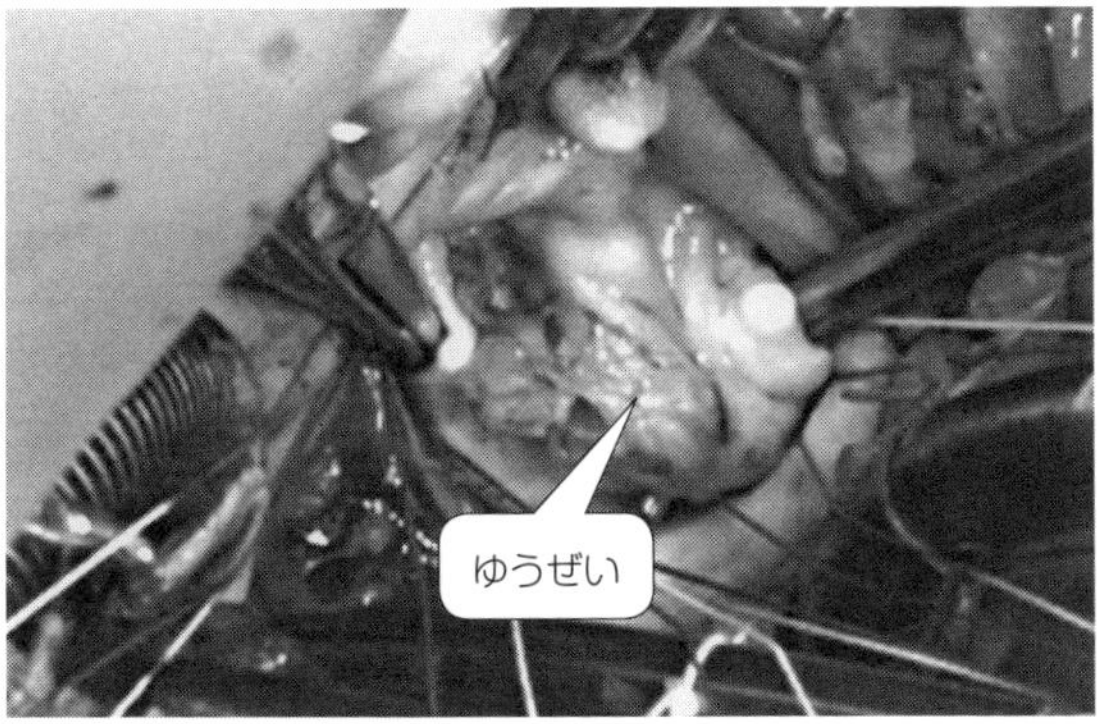

感染によって「ゆうぜい」と呼ばれる、いぼのようなものができるのが特徴。問題なのは、ゆうぜいの一部がはがれて血流に乗り、全身に飛び散ること。脳血管や各臓器、末梢の血管で詰まると塞栓症をおこす危険がある

早期発見が重要

感染性心内膜炎は死亡率が高く、診断の遅れが生命の危険につながります。

血液中の細菌の種類をつきとめる（血液培養検査）

↓

その細菌に効く抗生物質を投与

→ 一時的な入院で治ることもある

→ 治らないとき

弁の破壊がどんどん進行する

↓

ゆうぜいと感染した部分を取り除く手術をする。取り除いて欠損した部分があったら、心膜などで補塡《ほてん》する（弁形成）。人工弁置換が必要になることもある

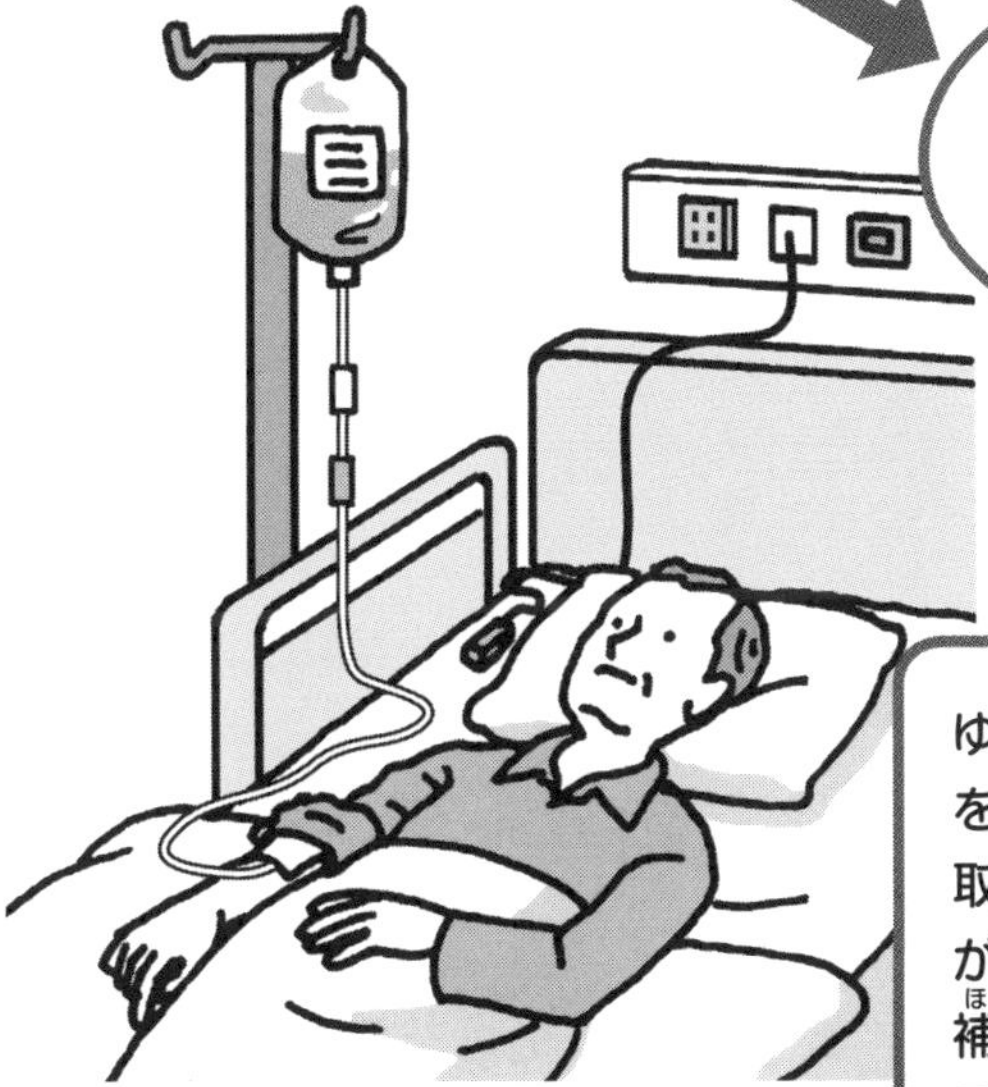

注意

①血液培養という検査（採血による検査）を受ける前に抗生物質を飲んでしまうと、細菌がみつからないこともある

②人工弁の手術を受けた人は、免疫力を落とさないように、睡眠不足や過労を避ける。定期的に歯科を受診すること。発熱が続いたら受診することが大切

ケーススタディ
5

妊娠・出産を希望し、医師のすすめで生体弁に

感染が原因で急きょ手術となったEさんは、当初、再手術になるのがいやで機械弁でいいと思っていましたが、医師や家族と話し合って生体弁に決めました。

かぜだと思っていたら感染性心内膜炎だった

大学生のEさんは、実家を出て一人暮らしをしていました。夏の終わりごろにかぜのような症状があり発熱。市販のかぜ薬を飲んでいましたが、熱がひかず、二週間以上も熱が続いていたそうです。

実家の母親に連絡し、知り合いのお医者さんを受診したところ、聴診で心雑音があるとのこと。急きょ入院して検査を受けました。

CT検査で、弁に「ゆうぜい」という特徴的なかたまりがみつかり、弁もかなりいたんでいることがわかりました。かぜではなく感染性心内膜炎だったのです。

すぐに両親もかけつけ、医師に聞いたところ、弁を取りかえる手

急に手術が決まったEさんの場合

かぜだと思っていたら、いきなり心臓手術が必要と診断されたEさん。急な展開に頭がついていかず、なにも考えられない状態になっていました。

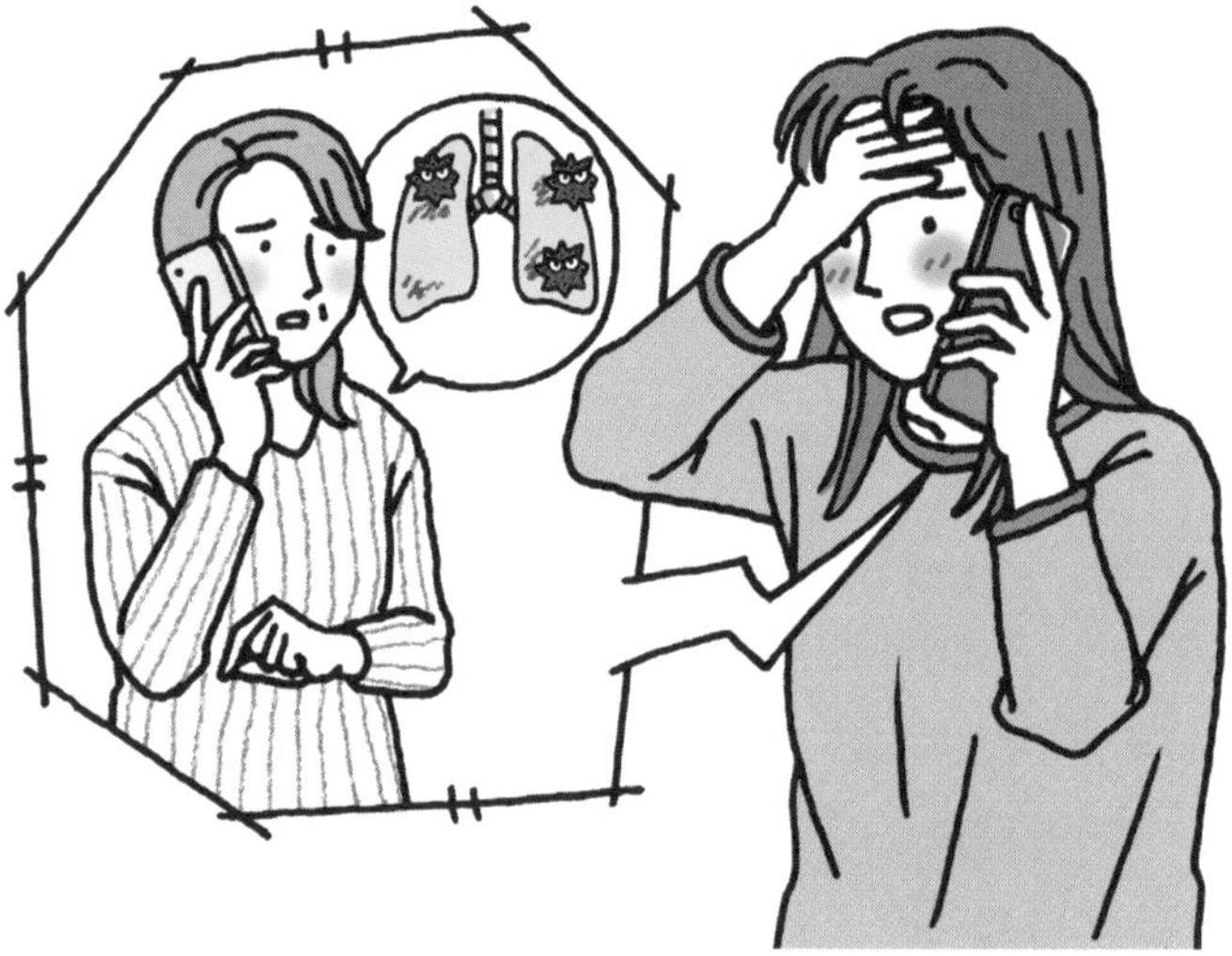

実家の母親に連絡。母親は「肺炎になったのかもしれない」と心配したが、なんと心臓の病気だった

生体弁に決めた理由

機械弁は生涯ワーファリンを服用しなければならず、その薬は将来、妊娠・出産のとき胎児に影響するおそれがあり、また出血リスクを高めることを医師から説明されたため、考え直した

Eさんのプロフィールと手術までの流れ

Eさん：女性（21歳）・大学生

発熱が２週間以上も続き、精密検査を受け、感染性心内膜炎であることがわかる。近日中に手術が必要と診断される

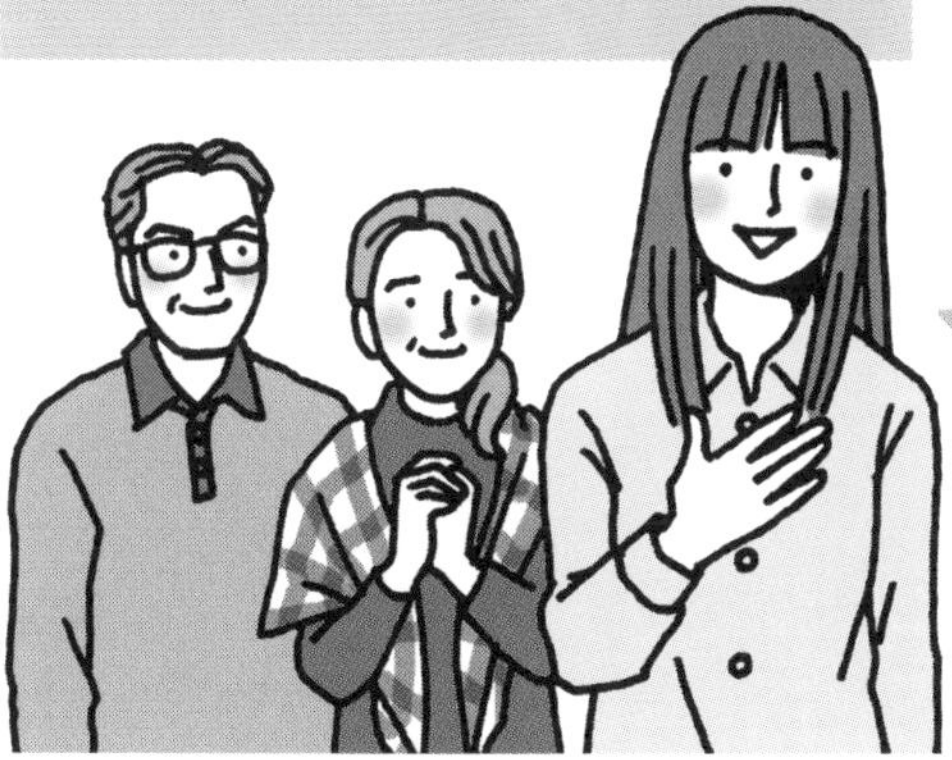

心臓手術そのものが怖くて。なんとか手術をせずにすむ方法を聞きましたが、「残念ながら手術以外の方法はありません」と先生に言われました。しかも、生体弁を選ぶと、将来再手術になるなんて。だから最初は手術が１回ですむ機械弁がいいと思っていたのです

機械弁にすると妊娠や出産に影響するとのこと。両親とよく話し合い、Ｅさんは再手術を覚悟した

術が必要であると伝えられました。Ｅさんも両親も心臓手術と聞いてとても動揺していました。弁の選択によって再手術もありうるなど、Ｅさん本人は迷っているようすでした。

　再手術が怖い気持ちはありましたが、Ｅさんは若い女性です。医師から「将来、妊娠・出産を希望するのであれば、ワーファリンの服用が必須の機械弁はすすめられない」と言われました。

再手術については　そのとき考えることに

　Ｅさんは両親ともよく話し合い、生体弁を選んだほうがいいという結論に達しました。

　まもなくＥさんは無事に手術を終え、大学に復帰しました。体力も回復し、大学に通いつつアルバイトも十分にこなせています。

　再手術については、将来必要になるかもしれないと覚悟はしているものの、そうなったらまたそのとき考えることにしたそうです。

COLUMN

ノルモ弁とはどんなもの？

生体弁、機械弁と異なる新しい弁

現在、国内でおこなわれる弁置換術に用いるのは主に異種（ウシやブタなど）生体弁か機械弁のどちらかですが、僧帽弁では、弁がいたみすぎて形成できない場合の新しい治療選択肢として開発されたノルモ弁という弁があります。妊娠・出産希望の患者さんなど、人工弁を避けたい人の選択肢とされました。

ノルモ弁による手術では、いたんでしまった僧帽弁を、患者さん自身の心囊膜《しんのうまく》（心臓をとりまく薄い膜の袋）でつくった弁に置きかえます。

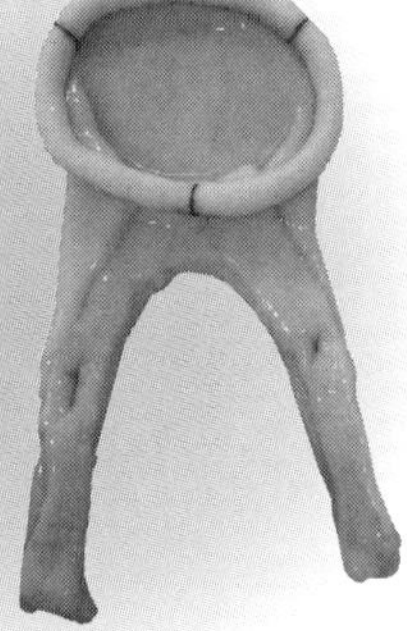

弁と左心室の壁がつながっていて、正常（ノーマル）の僧帽弁と構造や動きが似ているのでノルモ弁と名付けられた

ノルモ弁のメリットは、弁が自己組織（自己心膜）であるため、拒絶反応がおこらず、耐久性の面でも期待できることや、手術後のワーファリンの服用も三ヵ月後以降は不要であるため妊娠・出産を希望する人に用いやすいという点です。さらに、人工弁は高額であるため、医療費削減につながるとも考えられています。

臨床試験は中止されたが将来に期待

二〇一五年に国の先進医療会議に承認され臨床試験が開始されましたが、試験実施計画書で定められた対象が再手術症例であり、そのような患者さんの心膜の質がよくないことが試験途中で判明したことなどから臨床試験は中止されました。現在は手術方法を変更して限られた医療機関で限られた患者さんにのみおこなわれていますが、将来自己心膜に代わる理想的な膜が開発されることによって広く普及することが期待されます。

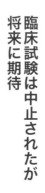

4

カテーテル治療と外科手術

弁膜症の治療では、
いたんだ弁を修理するか交換します。
その方法は、大きく2つ。
カテーテル治療と外科手術です。
それぞれの方法や長所・短所、
向き・不向きを考慮して治療方法を決めましょう。

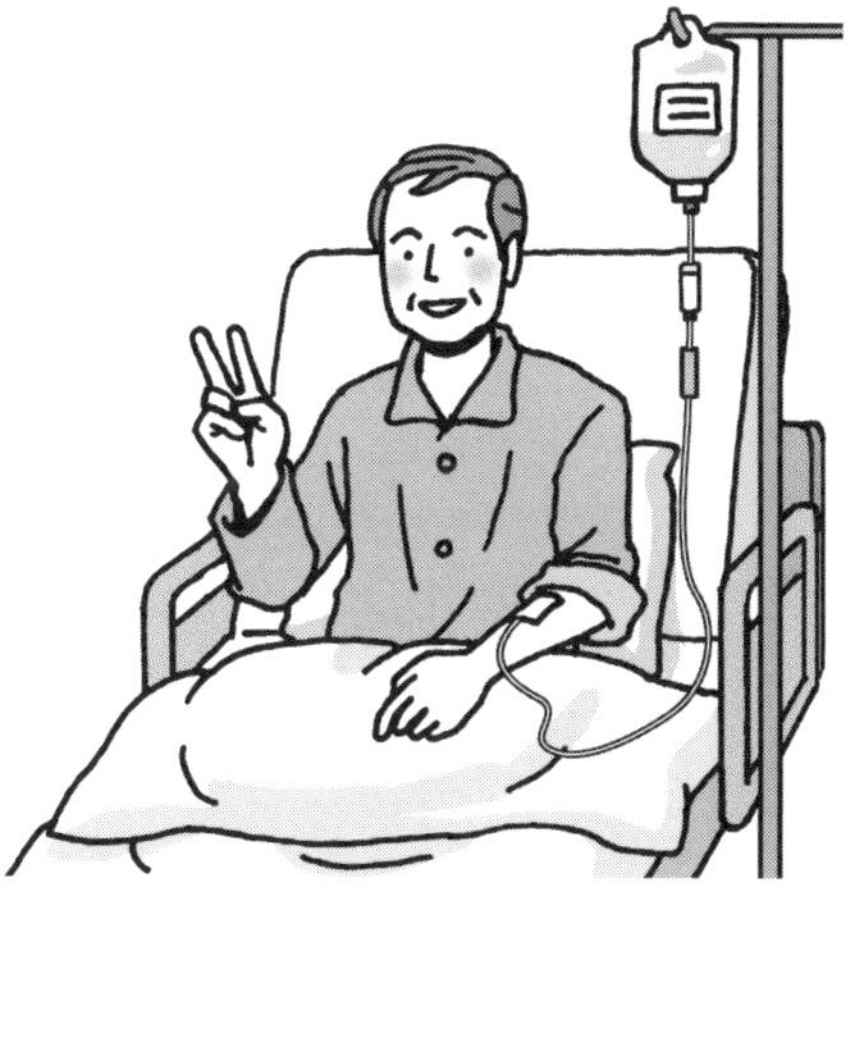

手術の方法

弁を修理する弁形成術と、取りかえる置換術

弁膜症の手術は、弁を補修する方法と、弁を生体弁か機械弁に取りかえる方法があります。特に人工弁の種類については医師まかせにせず、十分な説明を聞き、自分でもよく考えて、どちらかを選びます。

手術の方法は２つ

弁膜症の手術は、弁形成術と弁置換術の２つです。それぞれ特徴があり、どちらを選ぶか考え、医師とよく話し合って決めましょう。

❶ 弁形成術

もともとの自分の弁を残し（温存）、補修する方法。
いたんでいる部分を切除したり、縫い合わせたりする

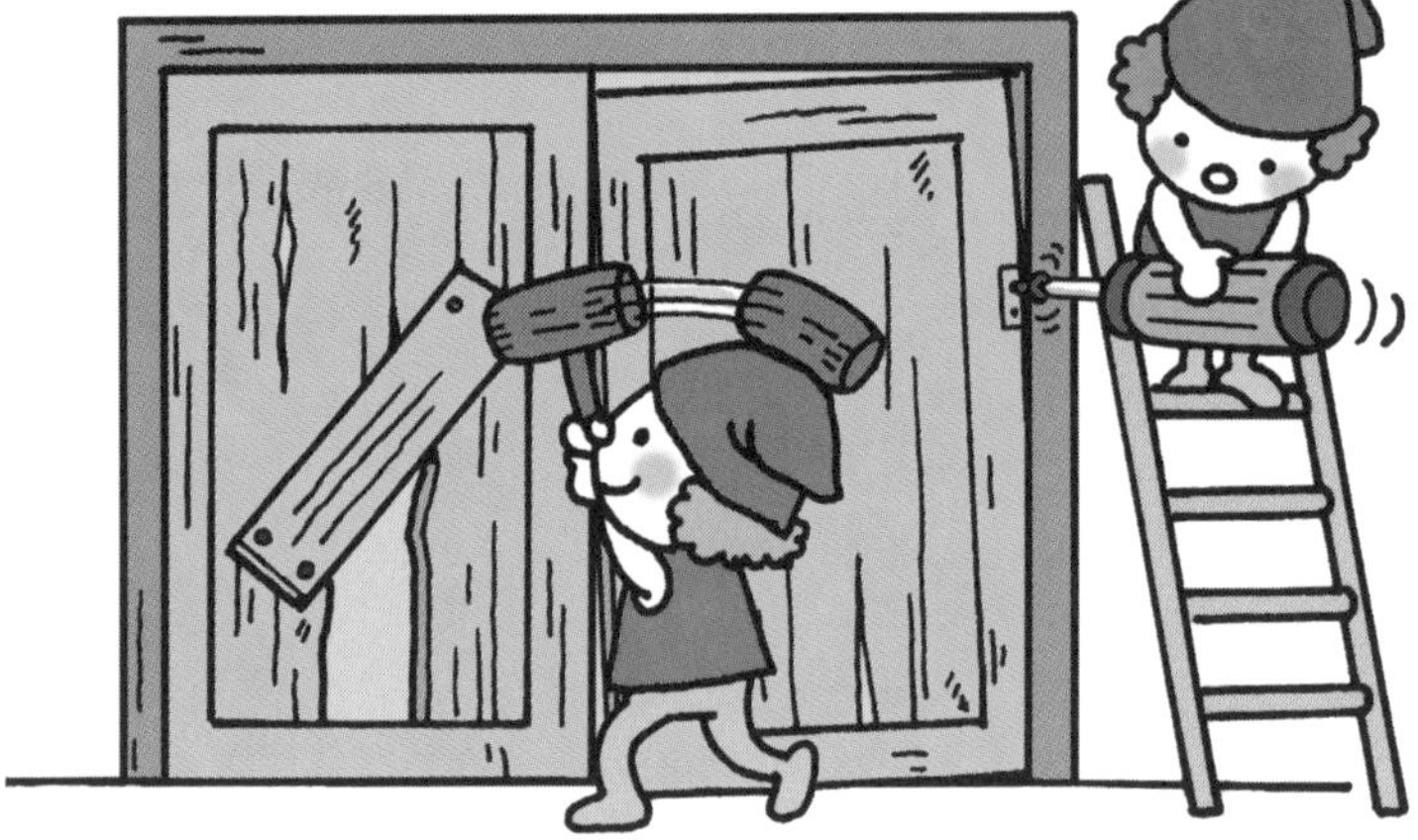

扉を修理する方法

ポイント

〈大動脈弁〉	〈僧帽弁〉
手術を受けられる病院が限られている。成功すれば生活の制限はない。ただし、弁の状態によっては長持ちしないことがあり、その場合は再手術になる	広くおこなわれており、実績も十分。人工弁置換術よりよいという証拠も十分ある。成功すれば生活の制限はない。ただし、弁の状態によっては長持ちしないことがあり、その場合は再手術になる

形成した弁がどのくらい長持ちするかは、弁の状態による。特に弁のいたみが高度の場合は、医療機関によって報告に差がある

病状、弁の状態などによって決める

弁形成術と弁置換術のうち、どちらの方法で手術するかは、患者さんの病状や弁の状態をはじめ、年齢、性別、生活などから総合的に判断します。

最も重要な判断材料は、弁のいたみ具合です。僧帽弁、特に僧帽弁閉鎖不全症に関しては、弁のいたみかたがひどくなければ弁形成術のほうが弁置換術よりメリットが大きいことが明らかなのです。

また、持病の有無や過去に胸の手術を受けたことがあるかも、手術の方法を考慮するポイントになります。こうした事情があると手術に時間がかかるようになり、手術自体のハードルが高くなってしまいます。

病院によっては弁形成術より短時間で確実に手術を終えることのできる人工弁置換をすすめられることもあるでしょう。

自分でも情報を集めよく考えて決めよう

主治医から手術法について説明があります。それぞれのメリット・デメリットをよく聞きます。医師まかせにせず、自分でも情報収集し、よく理解したうえで納得がいく決断をしましょう。

さらに、外科手術かカテーテル治療かで、体にかかる負担が大きく変わります。この点も含めて検討することになります。

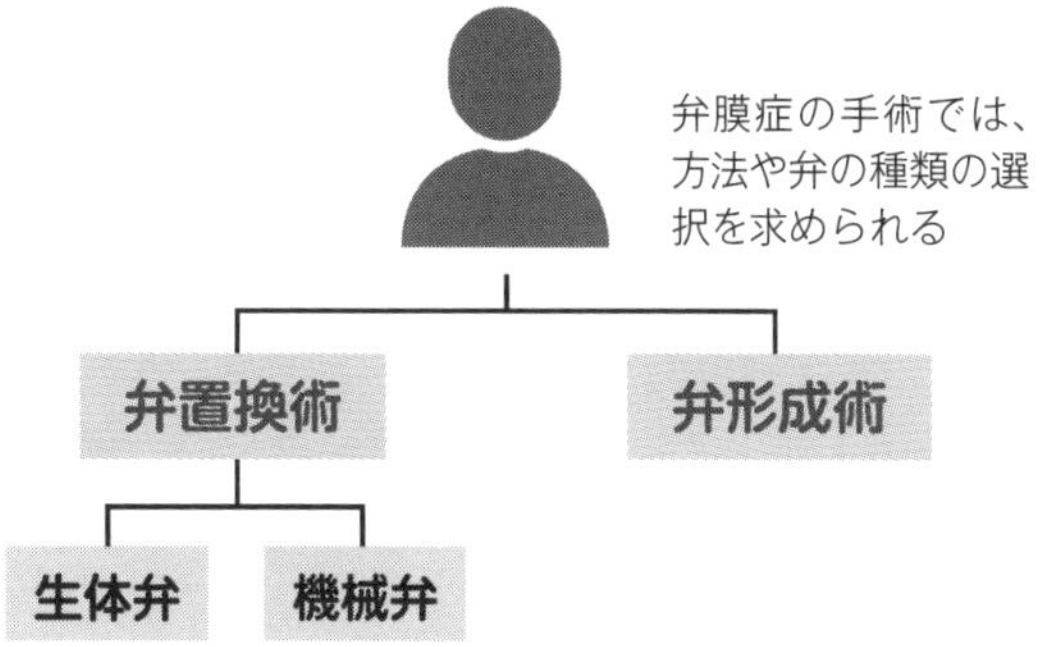
弁膜症の手術では、方法や弁の種類の選択を求められる
弁置換術
弁形成術
生体弁
機械弁

②弁置換術

いたんだ弁を切除し、新しい人工弁に取りかえる方法。取りかえる弁は、生体弁と機械弁の２種類がある

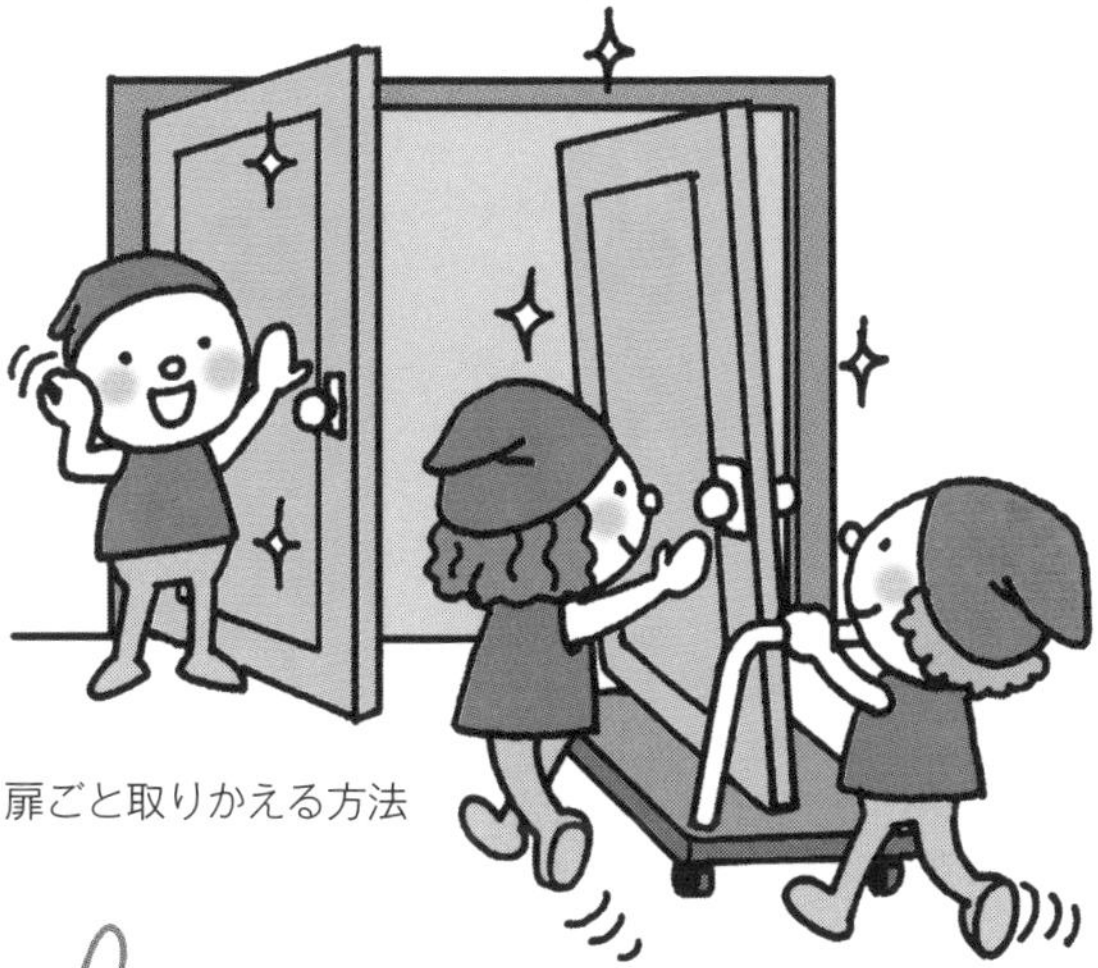

扉ごと取りかえる方法

ポイント

〈大動脈弁〉〈僧帽弁〉

人工弁には、生体弁と機械弁があり、どちらかを選ぶが、その選択によって手術後の生活が大きく変わるため、よく考えることが大切

カテーテル治療①

クリップを使う方法は僧帽弁閉鎖不全症に

弁膜症の治療は外科手術が一般的ですが、高齢であることや持病などによって手術のリスクが高い場合があります。カテーテル治療は体への負担が小さいため、近年そのような患者さんにはおこなうことが増えています。

カテーテルでクリップを送り込み、弁をつまむ

弁膜症ではこれまで、外科手術が一般的でした。胸を切り開き人工心肺装置を使って心臓をいったん止める手術は、患者さんへの負担が大きく、手術後の回復にも時間がかかります。

そのため、高齢者や持病などで体力が低下している人にはおこなえないことがあります。カテーテル治療は体への負担が少なく、入院期間も短くてすみます。

僧帽弁閉鎖不全症に最近おこなわれるようになったカテーテル治療が「経皮的僧帽弁接合不全修復術」です。「MitraClip®（マイトラ・クリップ）」という小さなクリップで弁を閉じる方法です。

マイトラ・クリップによる治療

カテーテルという細い管を使って心臓までクリップを送り込み、そのクリップではさんで弁がぴったり閉じるようにします。僧帽弁閉鎖不全症の治療法のひとつです。

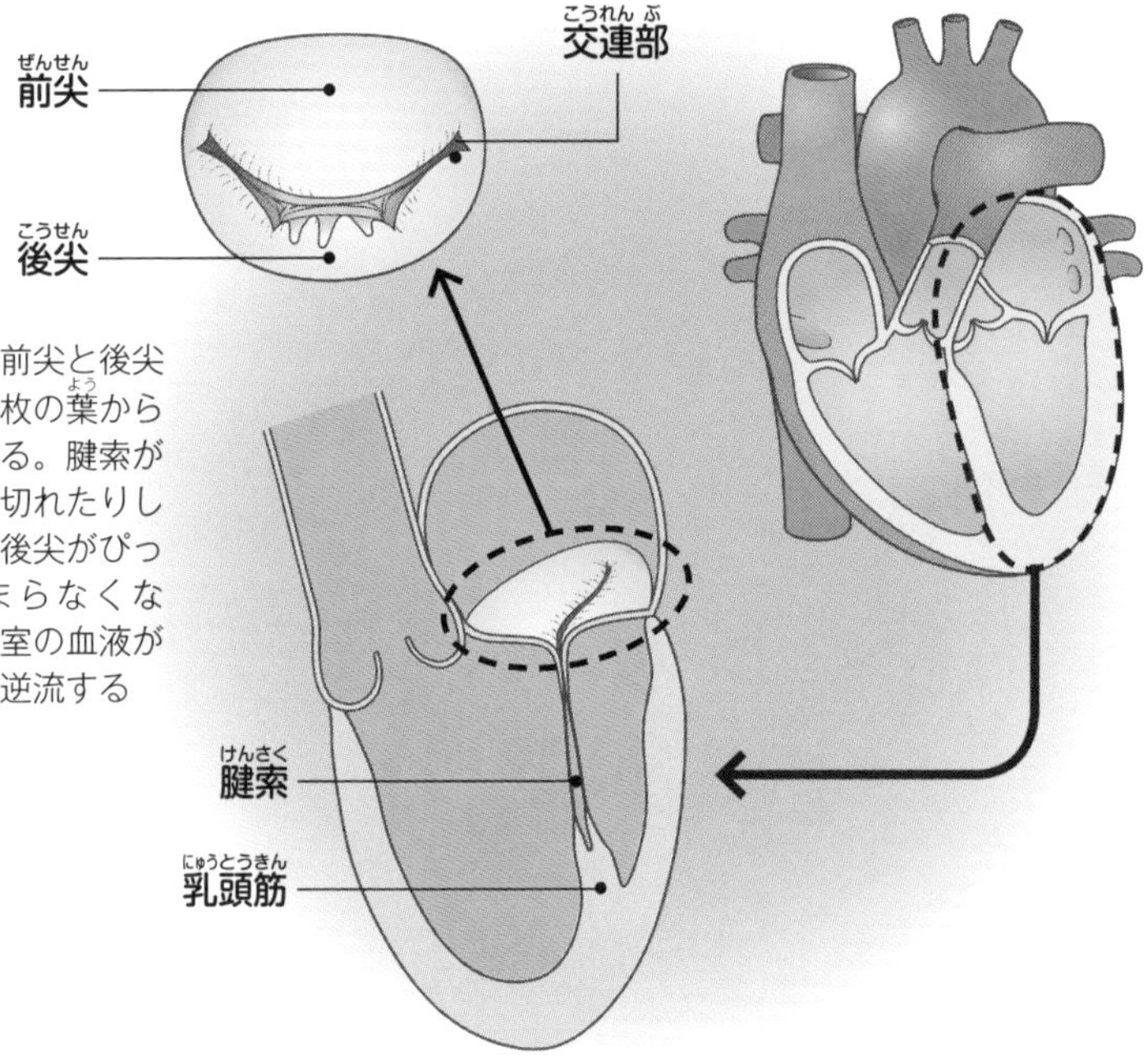

前尖《ぜんせん》
交連部《こうれんぶ》
後尖《こうせん》
腱索《けんさく》
乳頭筋《にゅうとうきん》

僧帽弁は前尖と後尖という２枚の葉《よう》からできている。腱索が伸びたり切れたりして前尖と後尖がぴったり閉まらなくなり、左心室の血液が左心房に逆流する

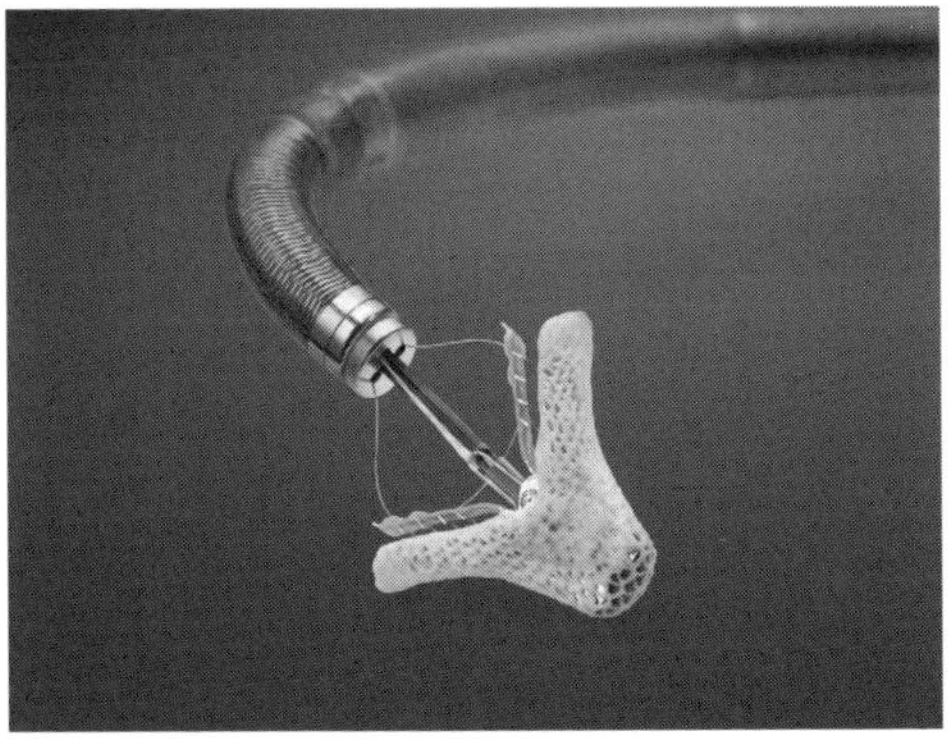

治療に使うクリップ

❶ カテーテルを入れる

太ももの付け根の静脈からカテーテルを心臓まで到達させる。切開するのは１㎝ほどでよい

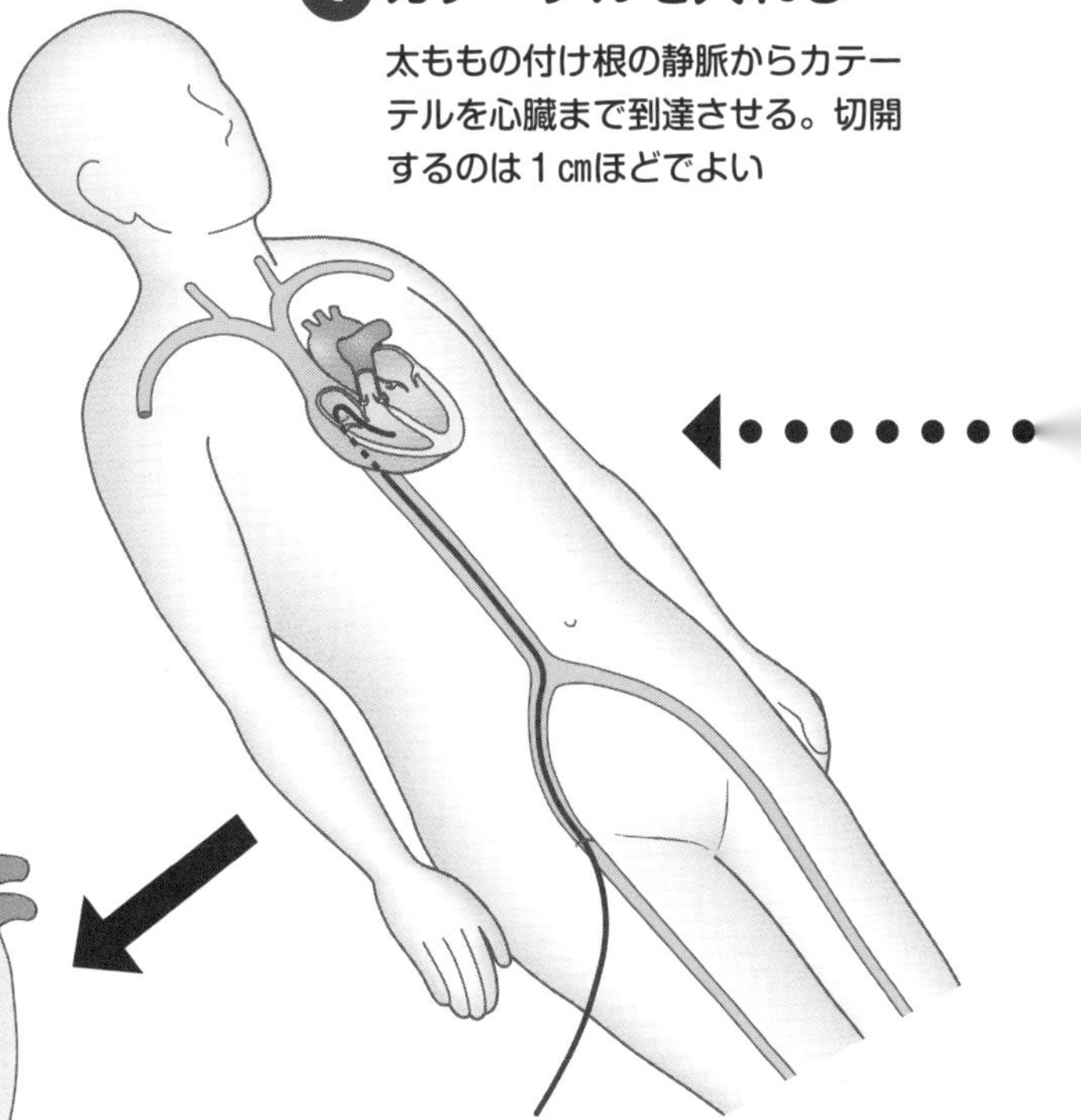

❷ 僧帽弁までカテーテルを進める

モニターで観察しながらカテーテルを僧帽弁まで進め、位置を調整する。使用するクリップは、カテーテルの先端にセットしてある

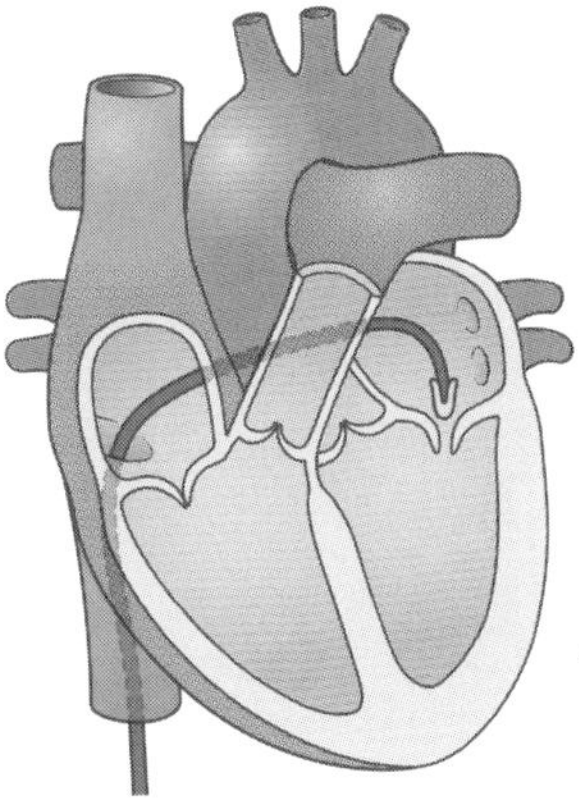

❸ クリップで弁をはさんでつまむ

クリップで前尖と後尖をはさみ、僧帽弁をつまんできちんと閉じるようにする。これで血液の逆流が改善される

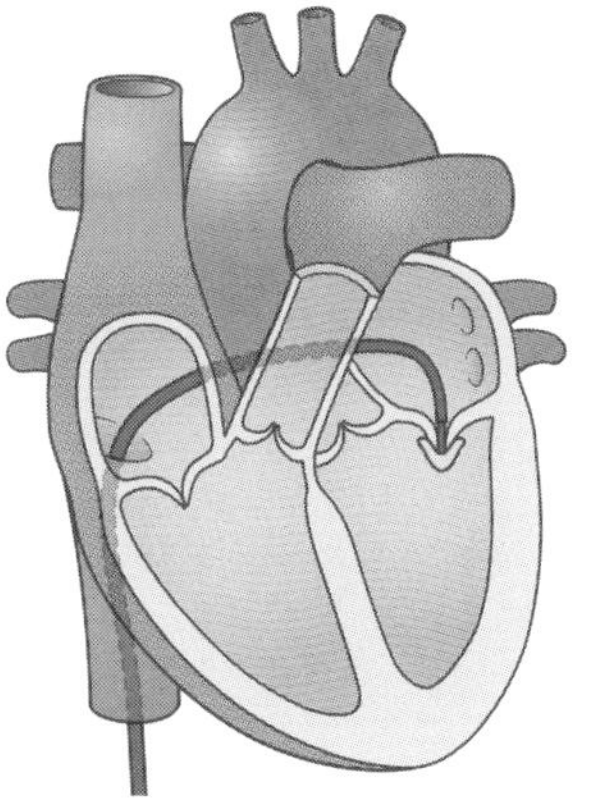

僧帽弁狭窄症では

イノウエ・バルーンというカテーテルを僧帽弁まで送り、そこでバルーンを広げる「経皮的僧帽弁交連切開術（ＰＴＭＣ）」をおこなうことがあります。ただ、弁や血流の状態などによっては、外科手術が適応となります。

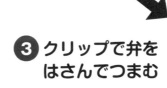

ケーススタディ
6

高齢でもカテーテルで治療できたFさん

僧帽弁閉鎖不全症と診断されたものの、高齢で持病もあるため手術をあきらめていたFさん。すると、医師からカテーテル治療をすすめられました。

高齢で手術は無理だった Fさんの場合

重症の弁膜症と診断されたFさん。外科手術でなく、カテーテル治療をすすめられました。

プロフィール

Fさん：男性（92歳）・無職

息切れと動悸がひどく、糖尿病もあった。重症の弁膜症と診断され、できるだけ早く治療するように言われた

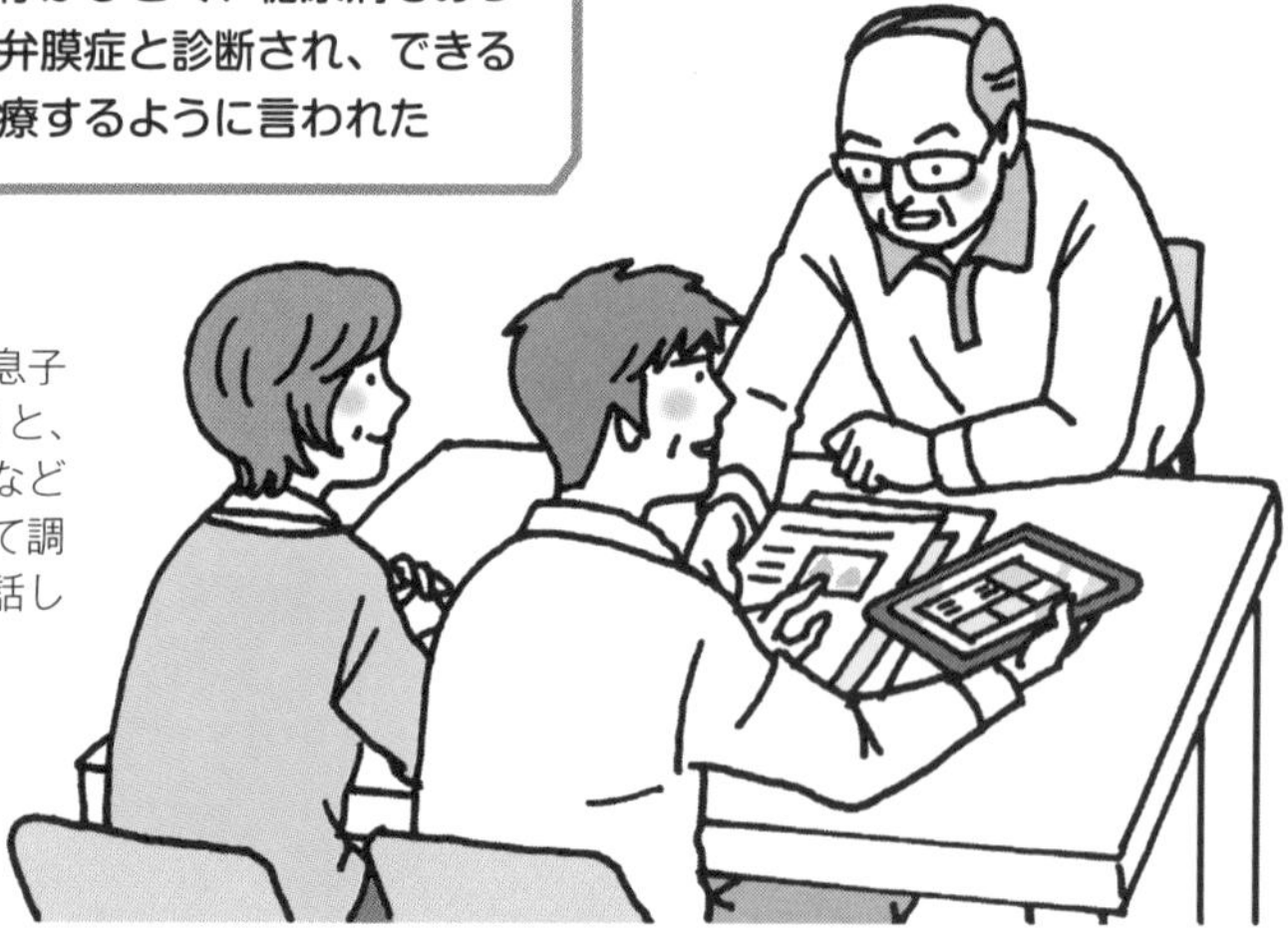

帰宅して同居の息子夫婦に相談すると、インターネットなどで治療法について調べてくれ、よく話し合った

息切れがひどく、検査で弁膜症と診断された

Fさんは糖尿病の持病があり、長年通院していました。

ここ一～二ヵ月、以前にも増して息切れがひどく、動悸も強くなったため、かかりつけ医に相談しました。

歳のせいかとも思いましたが、糖尿病の影響で心筋梗塞や狭心症がおこる心配があると言われていたので不安だったからです。すぐに循環器の専門医を紹介され、精密検査を受けました。

すると、重症の僧帽弁閉鎖不全症だと診断されたのです。てっきり狭心症かなにかだと思っていたのに、聞いたこともない病気でとても驚きました。

カテーテル治療の流れ
（マイトラ・クリップの場合）

〈入院〉

前日または２日前に入院する。必要に応じて検査などをおこなう

↓

〈カテーテル治療の実施〉

治療に要する時間は２～４時間が目安。局所麻酔でおこなうこともある

↓

〈治療翌日〉

検査をおこなって、治療後の状態を評価する

↓

〈退院〉

早ければ３～５日で退院できる

治療を決めた理由

入院期間が長いと、そのまま寝たきりになりそうで心配だった。心臓を止める手術も怖かった。しかし、カテーテル治療なら太ももを１cmほど切るだけで、入院期間も短くてすむとわかった

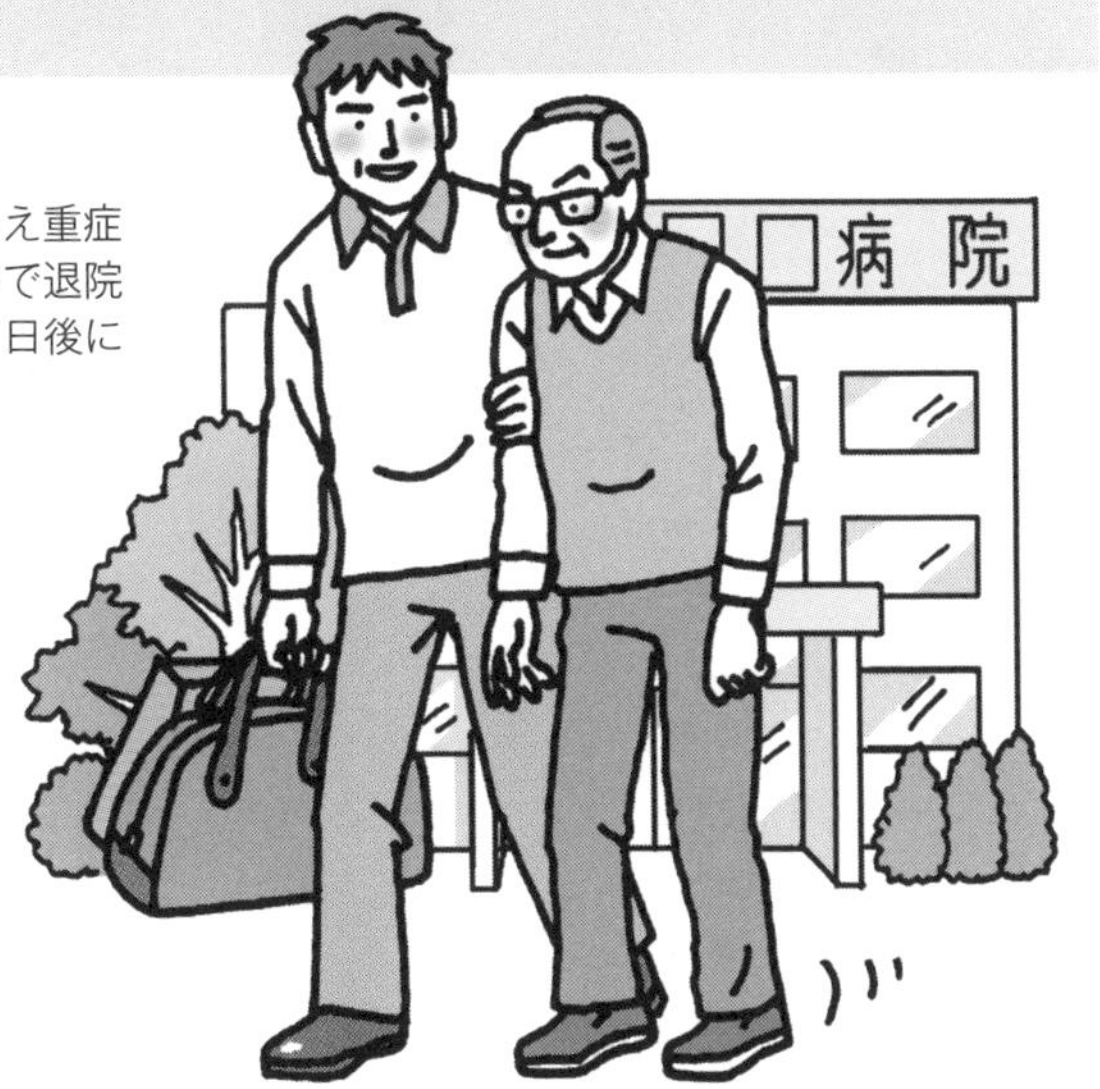

高齢のうえ重症だったので退院は治療７日後になった

手術が必要だが、持病もあり体力的にも不安

検査を担当した医師から、心不全の症状が現れはじめているので、できるだけ早く治療が必要だと言われました。

しかし、Fさんは高齢で持病の糖尿病もあります。手術は体力的にも無理だと思いました。

カテーテル治療なら受けてみたいと思った

Fさんの考えを伝えると、担当の医師から年齢と既往歴から外科手術は難しいが、カテーテル治療なら十分に可能だと言われました。Fさんは、それなら大丈夫かもしれないと思いました。帰宅して自分で調べたり、家族に相談したりして、治療を受ける決断をしました。

Fさんは約一ヵ月後にカテーテル治療を受け、無事に成功。入院期間も予定どおり一週間以内で退院できました。

カテーテル治療②

通称「TAVI《タビ》」は大動脈弁狭窄症に

大動脈弁狭窄症にもカテーテル治療が登場しています。外科手術のリスクが高い人の治療の切り札として、最近よくおこなわれるようになっています。

TAVIによる治療

太ももなどからカテーテルを入れ、モニターで確認しながら生体弁を大動脈弁まで運び、適切な位置に固定します。

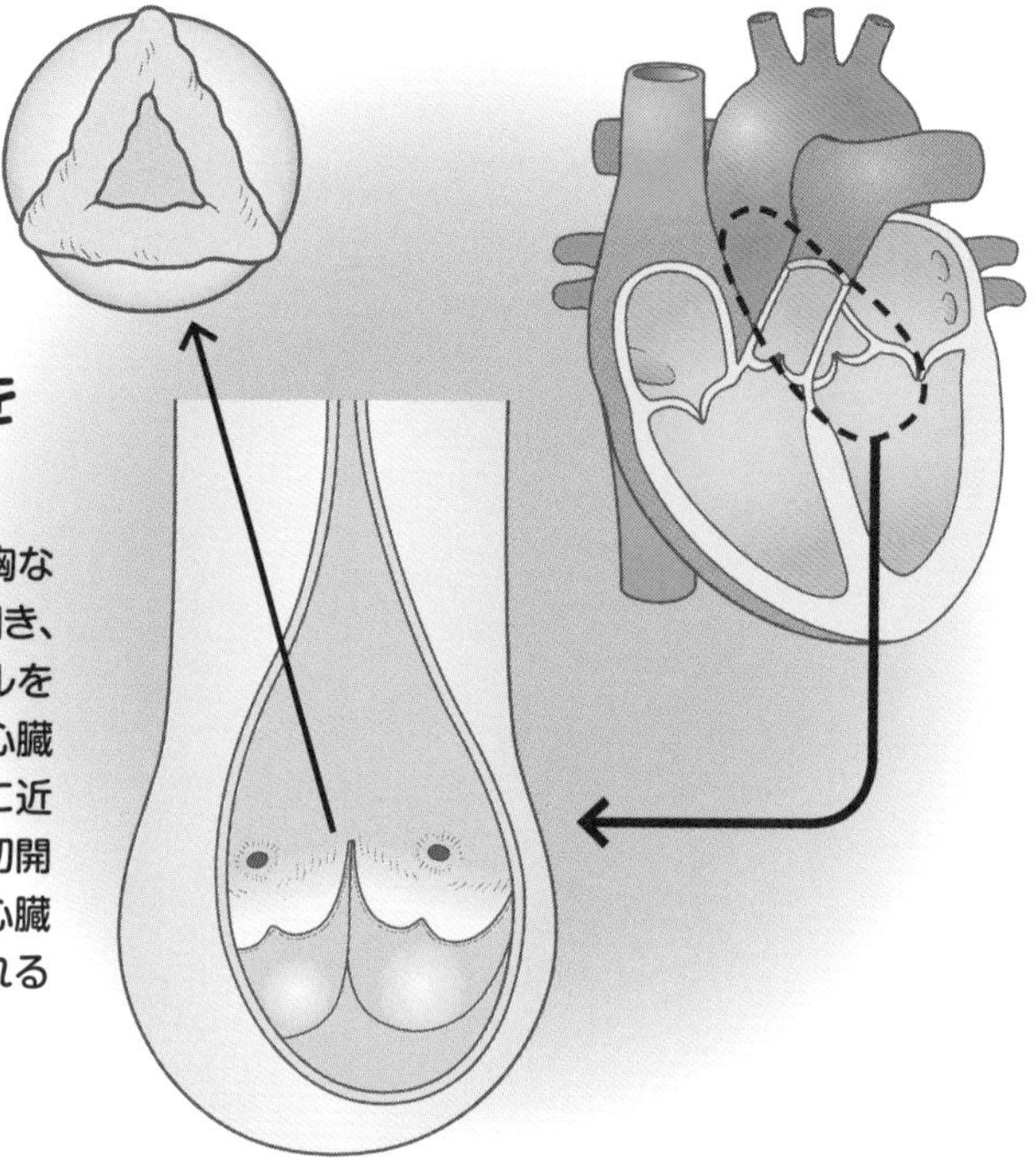

❶ カテーテルを挿入

太ももや鎖骨下、胸などを数センチ切り開き、動脈からカテーテルを入れる。あるいは心臓の先端（心尖部《しんせんぶ》）に近い左胸壁を小さく切開してそこから直接心臓にカテーテルを入れる方法もある

カテーテルを使って人工弁をとりつける

重症の大動脈弁狭窄症の治療では、外科手術による大動脈弁の置換術が一般的です。しかし、近年は、高齢者や外科手術のリスクが高い人に対するカテーテル治療が増えています。生体弁をカテーテルで植え込むため、負担が軽いのが最大のメリットです。

カテーテルの先に、折りたたまれた生体弁をつけ、大動脈弁のところにもってゆき、圧力をかけて固定する方法です。「経カテーテル大動脈弁置換術（Transcatheter Aortic Valve Implantation）」の頭文字をとって、通称「TAVI」と呼ばれています。なお、大動脈弁閉鎖不全症にはおこないません。

❷ カテーテルを大動脈弁まで到達させる

カテーテルには折りたたまれた状態の柔軟な生体弁がつけられており、これを大動脈弁まで到達させる

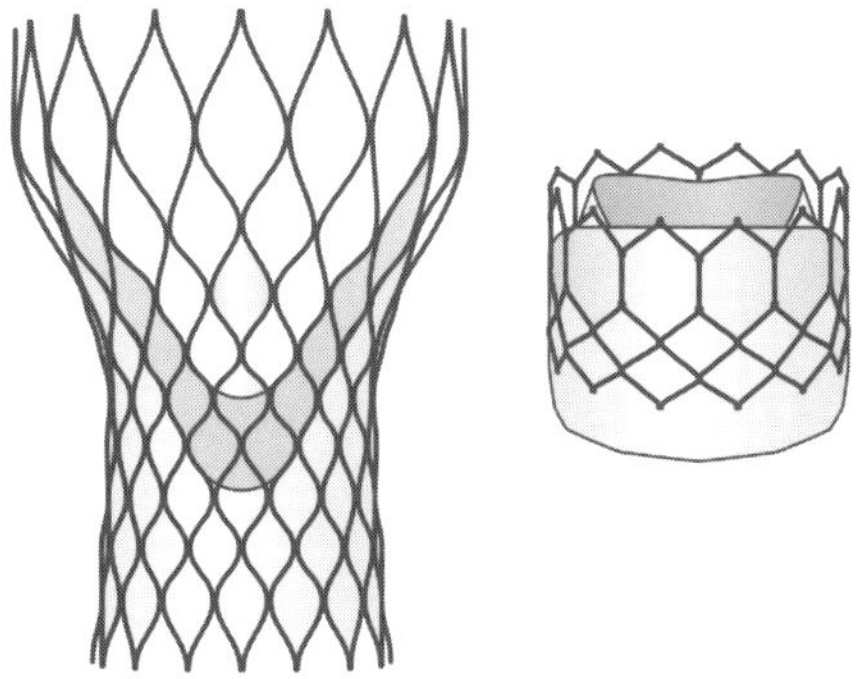

ＴＡＶＩに用いられる生体弁。左が自己拡張型。右がバルーン拡張型

❸ 生体弁の位置を調節

大動脈弁まで生体弁を送り込んでから、モニターで観察しながら位置を調節する

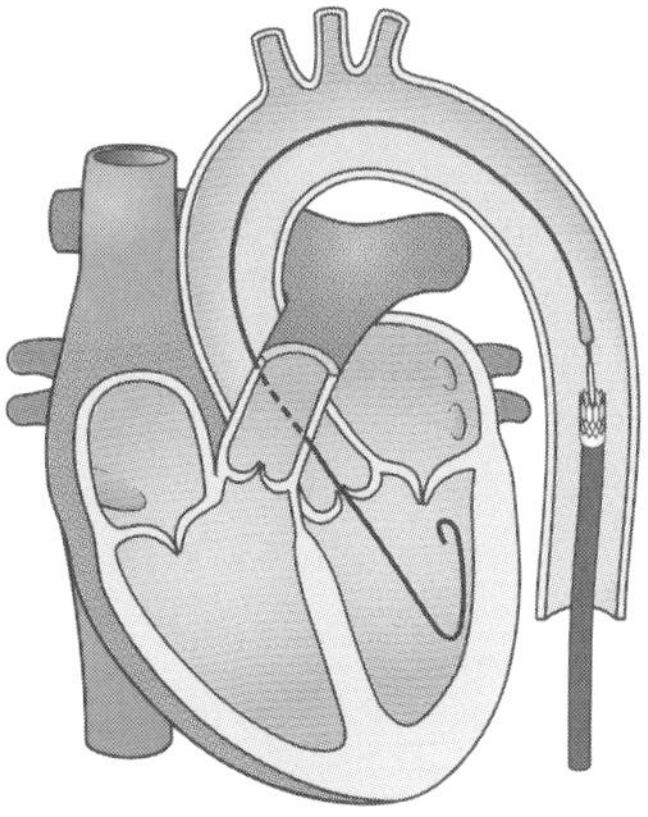

❹ バルーンをふくらませ、生体弁を固定

折りたたまれた生体弁をバルーンを使って広げ（自然に広がるタイプもある）、適切な位置に固定する。治療の所要時間は１～３時間、入院期間は手術後３～５日が目安となっている

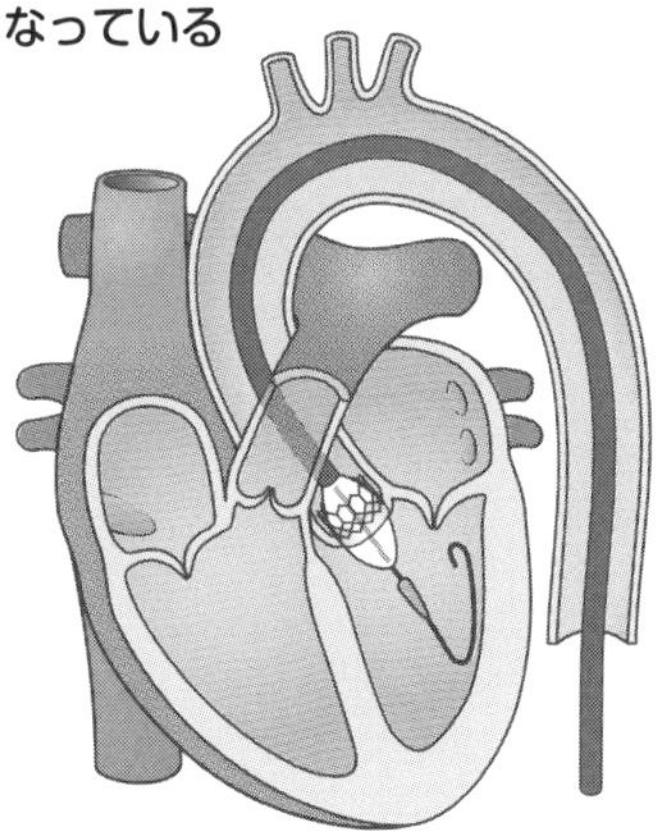

TAVIのメリット、デメリットを外科的手術*と比較してみます。

〈メリット〉

・短期死亡や手術後の脳梗塞が少ない
・手術後の回復が早い
・手術の時間が短い

〈デメリット〉

・長期成績が不明
・ペースメーカーの植え込みが多い
・弁周囲逆流が多い
・弁を切除できないため解剖学的な制限がある

外科手術の大動脈弁置換術でもペースメーカーを植え込むことがある。弁を植えるところに、刺激伝導系の大事な線が通っているために、合併症（徐脈《じょみゃく》）がおこることがある

*大動脈弁置換術

外科手術①

安全性が高まっている開胸手術

医師から「心臓の手術を」と言われると、心配になる患者さんは多いです。しかし、人工心肺装置の性能が向上するなど技術の進歩があり、安全性は高まっています。

胸を開く手術

心臓の内部を手術するために、胸の真ん中の骨を縦に切る方法が一般的です。これを「胸骨正中切開」といいます。

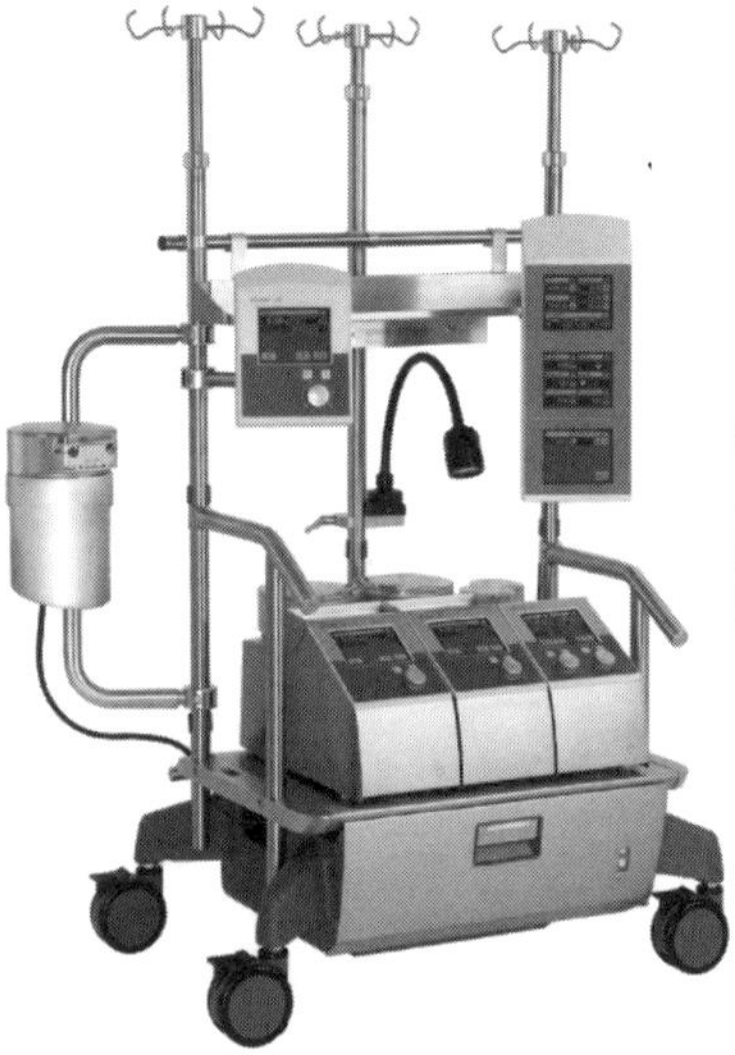

手術中は、心臓を止めているので、人工の心臓と人工の肺に、一時的にかわってもらう。人工心肺装置で酸素をもらった血液が全身に送られる

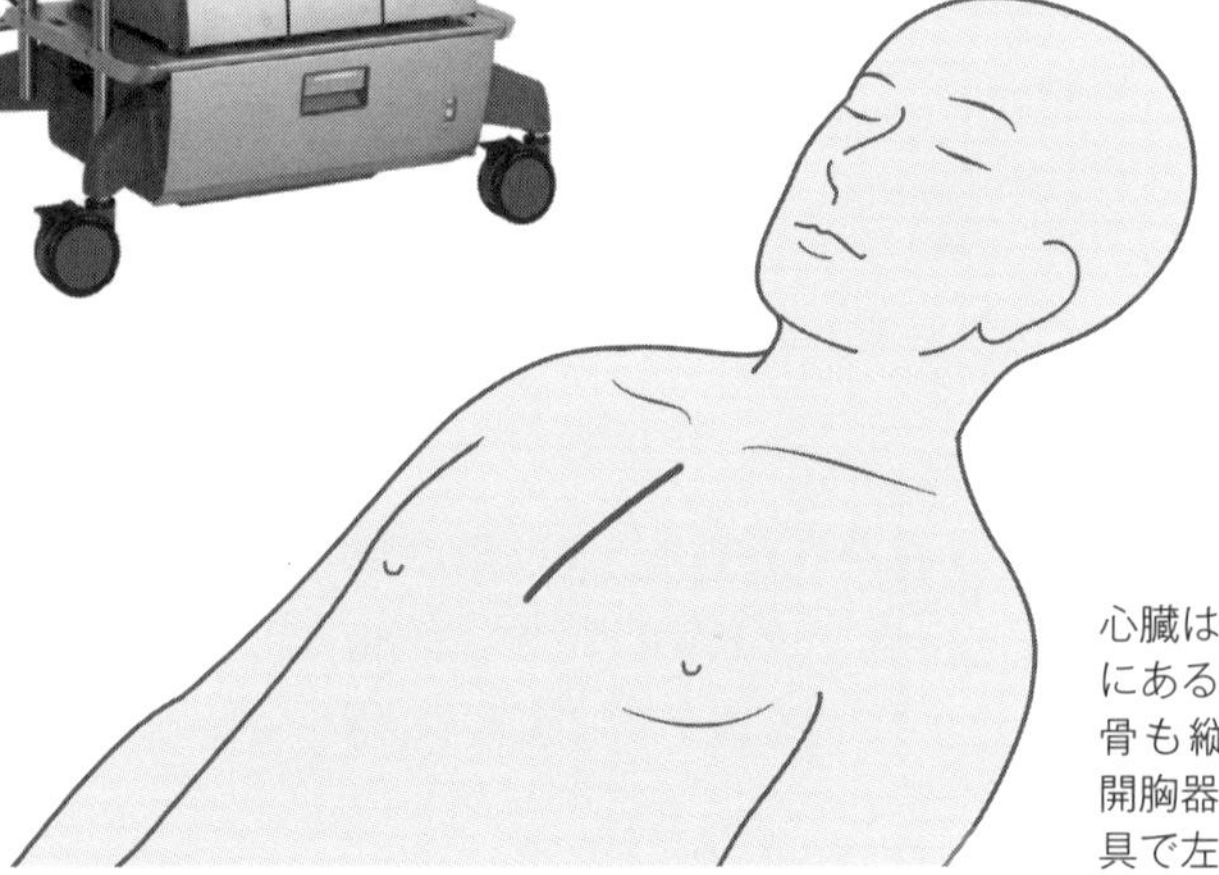

心臓は胸骨の下にあるので、胸骨も縦に切り、開胸器という器具で左右に開く

人工心肺装置を使って心臓の内部を手術する

弁は心臓の内部にあるのですから、弁膜症の手術は心臓の壁を切り開いて内部を手術しないとなりません。ですから、弁膜症の外科手術では、胸の真ん中を切開するのが一般的です。

手術中には一時的に心臓を停止させます。肺も休んでしまうので、人工の肺も必要になります。そこで人工心肺装置を使います。人工の心臓と人工の肺が一体化した装置です。

心臓の手術と聞くと不安になる人もいるでしょう。手術法などの疑問点は医師によく聞き、心配なことや不安は解消して、手術にのぞみましょう。

外科手術へのQ&A

心臓手術となると、心配なことや疑問に思うことがいろいろとあるでしょう。

Q 手術中は心臓を止めるの？

手術の種類によっては心臓を止めず手術をする病院もありますが、心臓を止めて静止状態で手術をするのが一般的です。人工心肺装置につないでから心臓を止めます。

Q 装置はいきなり止まったりしない？

人工心肺装置に命を預けるのが不安という人もいます。装置が突然動かなくなった、ということは聞いたことがありません。停電はありえますが、自家発電装置を使います。それもすぐにうまくいかないときは、手動でローラーポンプを回すので大丈夫です。

Q どれくらい切るの？

身長や体型によりますが、弁膜症だけの手術（僧帽弁形成や大動脈弁置換など）であれば、はがきの長さ（14.8㎝）前後で可能です。病院によって異なるので傷がどのくらいになるのか手術前によく聞くほうがよいでしょう。正中切開でも積極的に10㎝前後でおこなっている病院もあります。

Q 切った胸骨はどうなるの？

手術終了時に皮膚を閉じる前に胸骨は金属のワイヤーで閉じます。ワイヤーは体内に残りますがＭＲＩ検査を受けられなくなるなどの心配はありません。

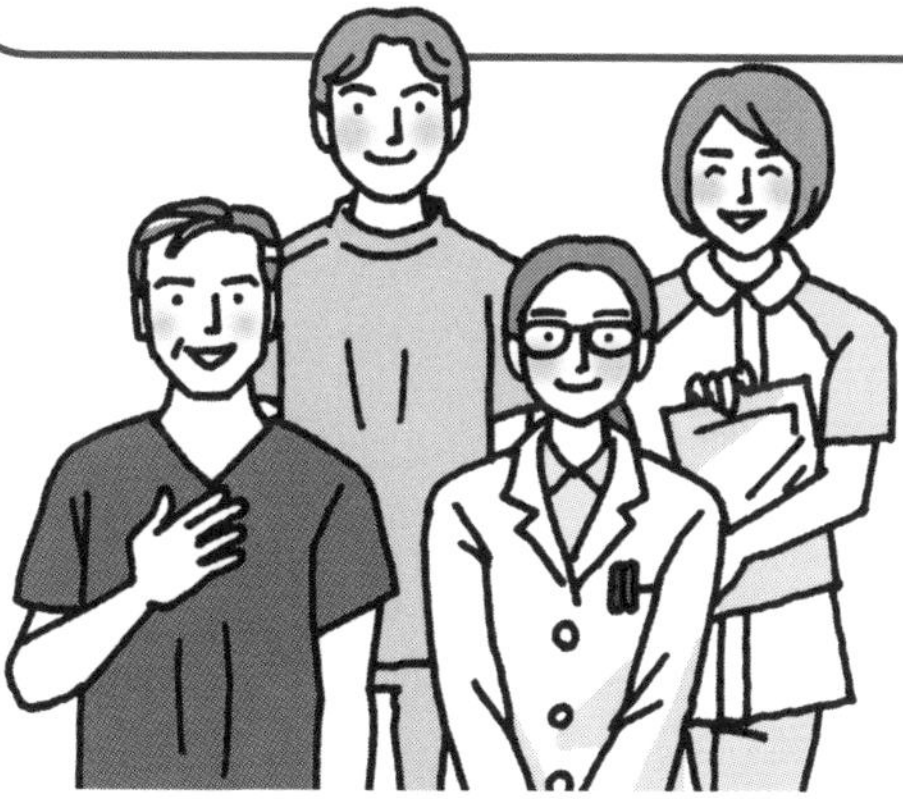

外科医、麻酔医、看護師、装置を操作する臨床工学技士などの人工心肺チームが連携して手術を進める

安全性を高める

●ヘパリン
人工心肺装置に血液を通すとき血液が固まらないように、血液をサラサラにする薬を使う

●心筋保護液
心臓を止めている間、心臓の壁が壊《え》死《し》（心筋梗塞）をおこさないように、心臓の壁を守る薬を使用する。心筋保護液も進歩している

●人工心肺装置
ここ三〇年ほどで、飛躍的に性能が向上している

外科手術②

胸を大きく切らない「MICS《ミックス》」も増えている

心臓手術では胸骨を縦に切開するのが一般的ですが、最近、小さな切開ですむ方法、胸骨を全部切らない方法も病院によっては積極的におこなわれています。それが「MICS」という手術法です。

傷口が小さく、手術後の回復が早い

心臓手術では胸骨正中切開が古くからおこなわれています。手術をする外科医にとっては視野がよく、手術しやすいという利点があります。ただ、傷が大きいと手術後の生活の質（QOL）に影響するため、胸骨正中切開でも皮膚切開は段々と小さくなる傾向です。

また、胸骨正中切開では、胸骨がきちんとくっつくには二ヵ月くらいかかるので、その間は無理できないという欠点があります。

こうした点を解消するために考案されたのが、「MICS（低侵《ていしん》襲《しゅう》心臓外科手術）」です。MICSは傷が小さく、患者さんへの負担が軽く、回復が早いのが特徴です。

MICSとは

胸の右側の肋骨の間を数センチ切開し、手術器具を入れる小さな切開部を数ヵ所つくっておこないます。

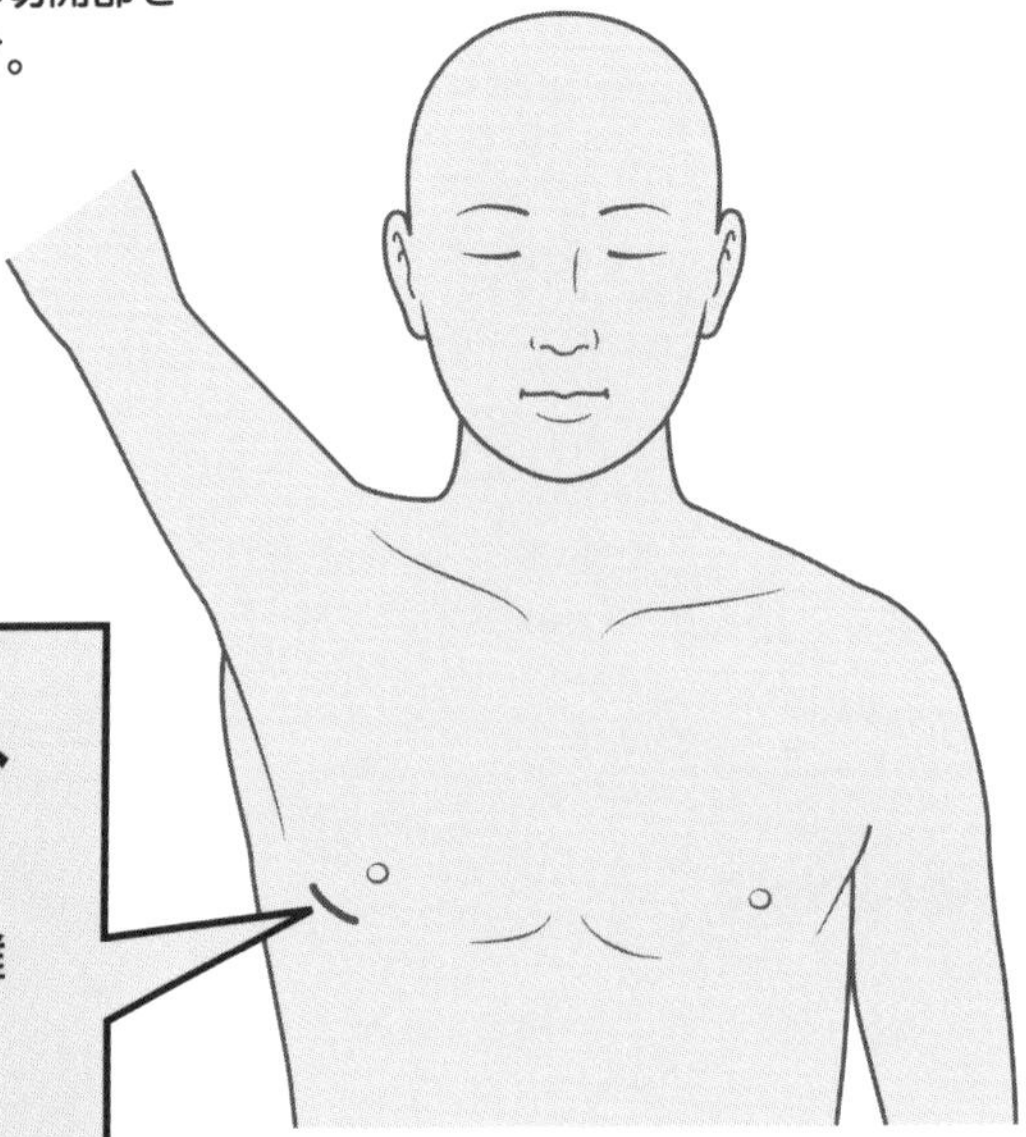

3～8cm程度の切開が１ヵ所と、
5mm程度の切開を数ヵ所

MICSのメリット

- 傷口が小さい
- 胸骨を大きく切り離さない
- 出血が少ない
- 痛みが少ない
- 手術後の回復が早い

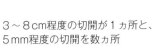

MICSの注意点と理解しておきたいこと

- **手術時間が長い**
  小さな切開部からおこなうので、手術時間がかかることがある
- **人工心肺装置の使用時間も長い**
  手術時間が長いと人工心肺装置を使用する時間も長くなる。心臓の働きや肺・肝臓・腎臓が悪い人にはできない場合がある
- **痛みが出ることも**
  切開部は肋間神経と近いため、手術後に痛みが出る場合がある
- **複雑な手術には向かない**
  複数の弁を同時におこなうような手術には向かない
- **合併症がおこることも**
  太ももの付け根の血管（大腿動脈と静脈）から管を入れて人工心肺につなぐので、動脈瘤や閉塞性動脈硬化症などのある患者さんは、脳梗塞、大動脈解離などがおこることがある

人工心肺を使い心臓を止めて手術することには変わりがないので、その時間が長くなると、かえって手術後の回復が遅れることもあります。この方法に十分慣れた病院やチームのもとで手術を受けることが望ましいといえます。

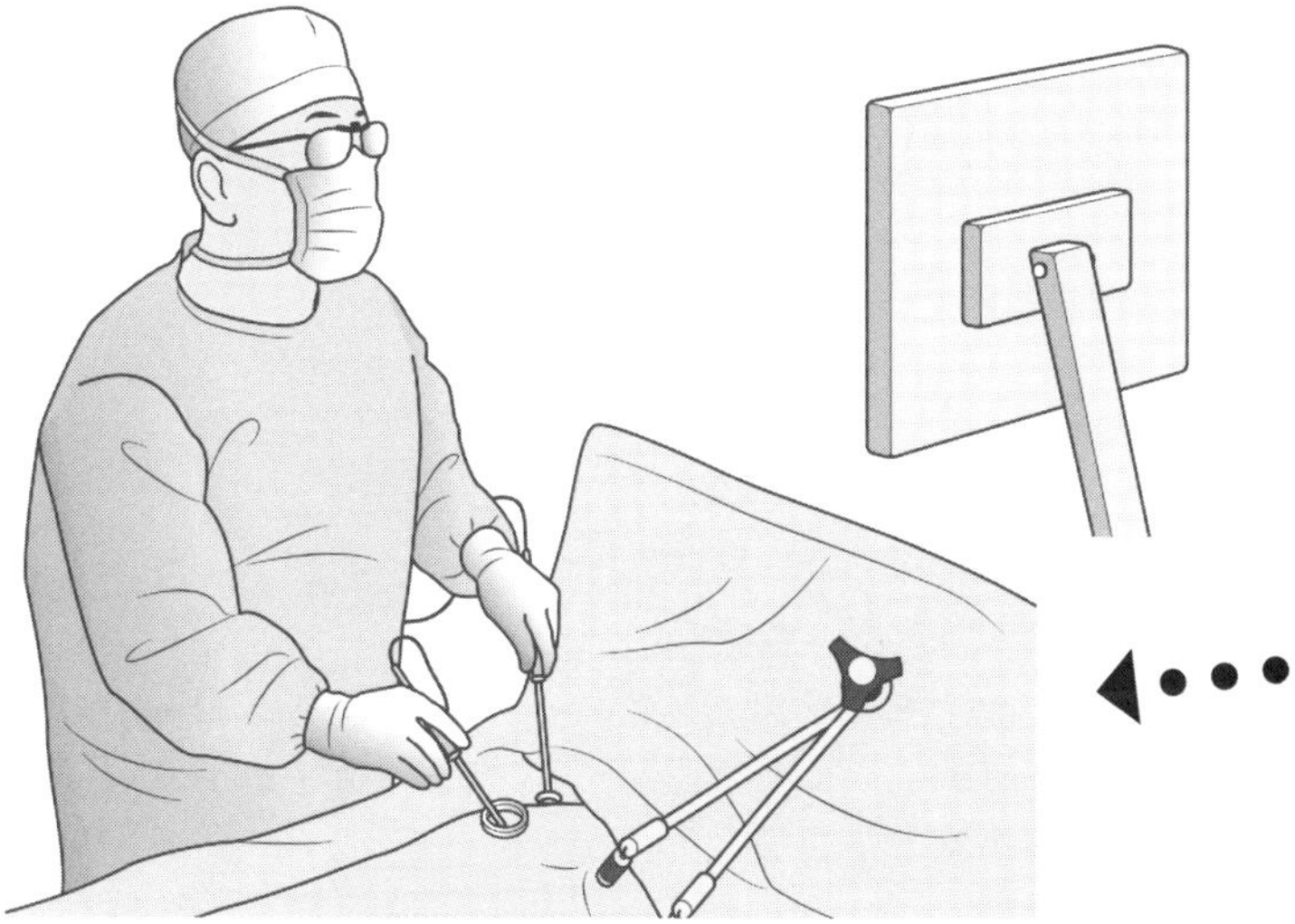

- **直視下のことも**
  心臓や器具を直接みながら手術する。現在はこちらの方法が多い
- **モニターをみながら手術**
  切開部から内視鏡カメラを入れて、モニターに心臓を大きく映し出す

病状と弁の状態によってはできないことも

ＭＩＣＳには、直接心臓をみながらおこなう「直視下アプローチ」と、内視鏡でみながらおこなう「内視鏡下アプローチ」があります。いずれも胸骨正中切開手術よりは傷が小さくてすみます。

しかし、患者さんの弁の状態によっては複雑で高度な修復が必要で、ＭＩＣＳでの手術が難しいと判断されることもあります。そのため、ＭＩＣＳを希望しても受けられない場合があることを理解しておきましょう。

ケーススタディ 7

早期の職場復帰をめざし、MICSを選ぶ

弁膜症と診断され、いずれ手術を受けることになるとわかっていたGさんですが、職場を長期間離れることが不安で、手術を決断できずにいました。

早く仕事に戻りたい Gさんの場合

人間ドックの心エコー検査で、弁膜症の疑いを指摘されたGさん。精密検査を受けたところ……。

プロフィール

Gさん：

女性（52歳）・会社員

精密検査で僧帽弁閉鎖不全症と診断される。中等症より進んでおり、いずれ手術が必要だと言われていた

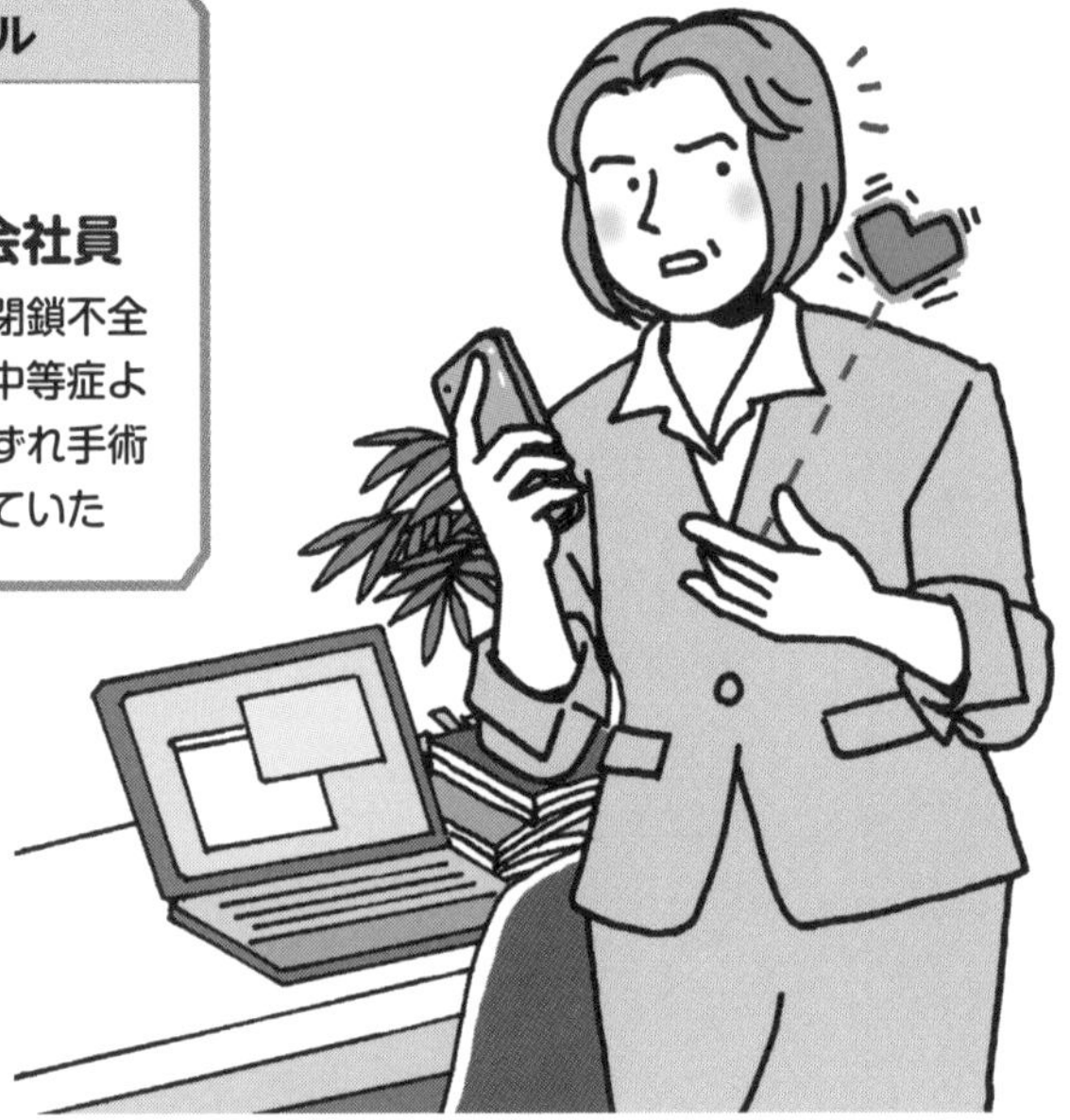

仕事が忙しいと忘れているが、いつ手術になるのだろうか、と気になることもあった

五年前に弁膜症の診断を受ける

Gさんは金融関係の仕事でキャリアを積み、会社でも重要なポストについています。ストレスの多い職場で、健康管理にもかなり気を配っているため、自費で人間ドックを受けていたのですが、その際に弁膜症の疑いがあることがわかりました。

精密検査を受けた結果、僧帽弁閉鎖不全症と診断されました。それが五年前のことです。

長期間、仕事を休みたくない

ところが、最近になって受けた定期検査の結果、主治医からそろそろ手術を受けたほうがいいと言

治療を決めた理由

- 職場を長期間休みたくなかった。開胸手術に比べ、入院期間が短く、胸骨を切らないぶん、回復も早い
- 女性なので、胸に大きな傷が残るのもいやだった。MICSは傷あとが小さく、乳房でみえにくくなることもメリットだった

〈手術後もスムーズに〉

入院期間は1週間で、退院後は少しずつ勤務時間をもとに戻していった。手術の傷は、直後には目立つように感じたが、回復するにしたがって小さくなっていき、安心した

考えていたより早く復帰できた。同僚も驚くほど元気そうだが、無理は禁物

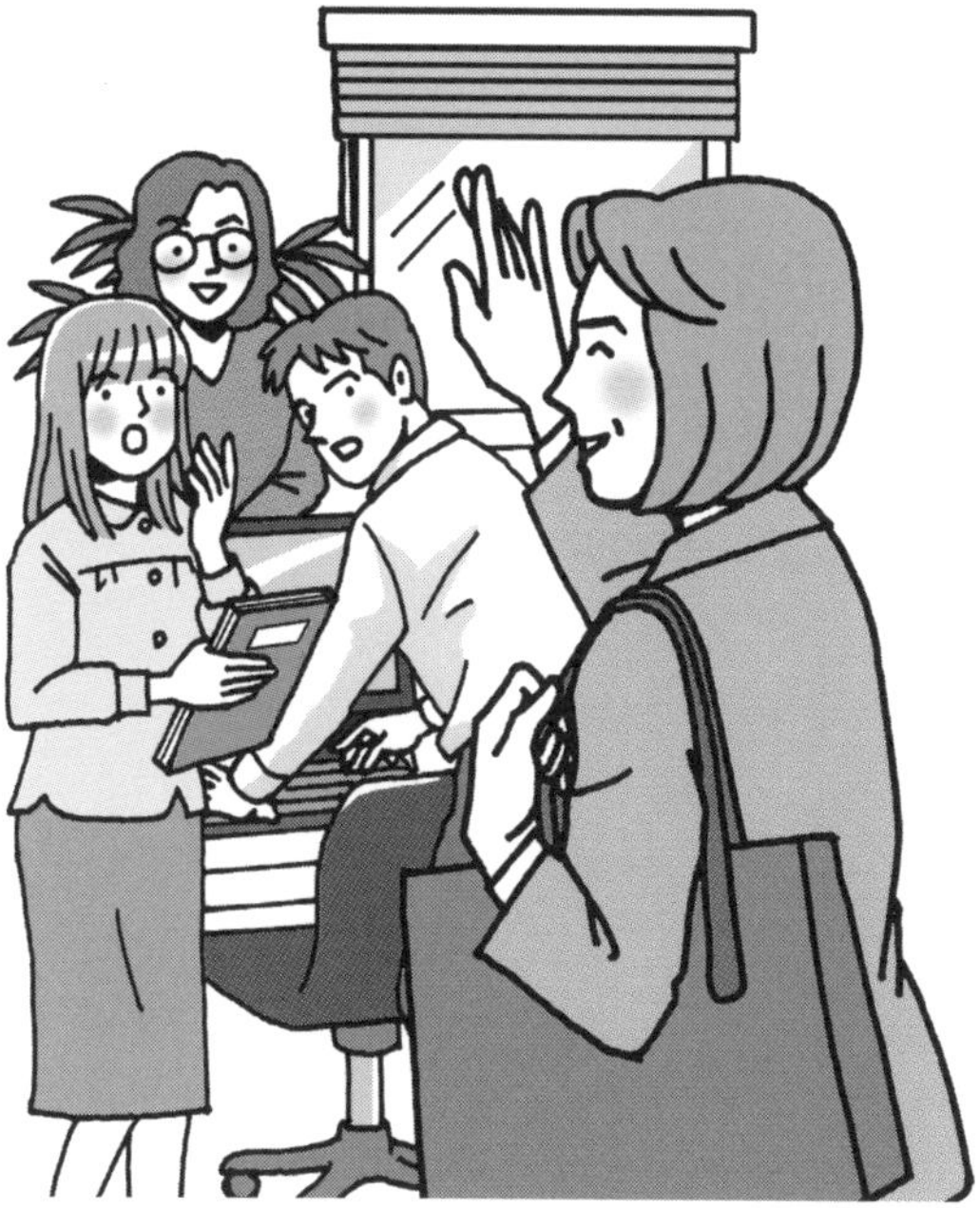

われてしまったのです。

いつかは手術になるだろうと覚悟していたものの、実際に手術だと言われるとかなりのショックでした。

Gさんは職場を長期間離脱するのはせっかく積み重ねたキャリアを揺るがすのではないか、という大きな不安がありました。そのことを主治医に相談すると、MICSを提案されたのです。

MICS手術を受け、予定どおりに復帰

MICSについて医師の説明を聞き、自分でも調べ、夫にも相談し、Gさんは、これなら職場にも早期に戻れると考えました。MICSが受けられるかどうかを確認するための検査を受けたところ適応となりました。

三ヵ月後、GさんはMICSによる僧帽弁の弁形成術を受けました。予定どおりに職場復帰し、以前にもまして仕事をバリバリこなしています。

外科手術③

僧帽弁では弁形成術が多くおこなわれる

弁を補修する弁形成術は、僧帽弁、大動脈弁、三尖弁でおこなわれます。なかでも僧帽弁は弁置換術より弁形成術が適しています。ここからは、僧帽弁、大動脈弁それぞれの外科手術をみていきましょう。

僧帽弁形成術の進め方

僧帽弁形成術ではできるだけ自分の弁を残すため、僧帽弁全体を切り取らずに、逆流の原因となっている形の悪い部分を切り取ったり、伸びたり切れたりしているひも（腱索）の代わりに人工のひもをつけるなどして修復します。僧帽弁閉鎖不全症の形成術を解説します。

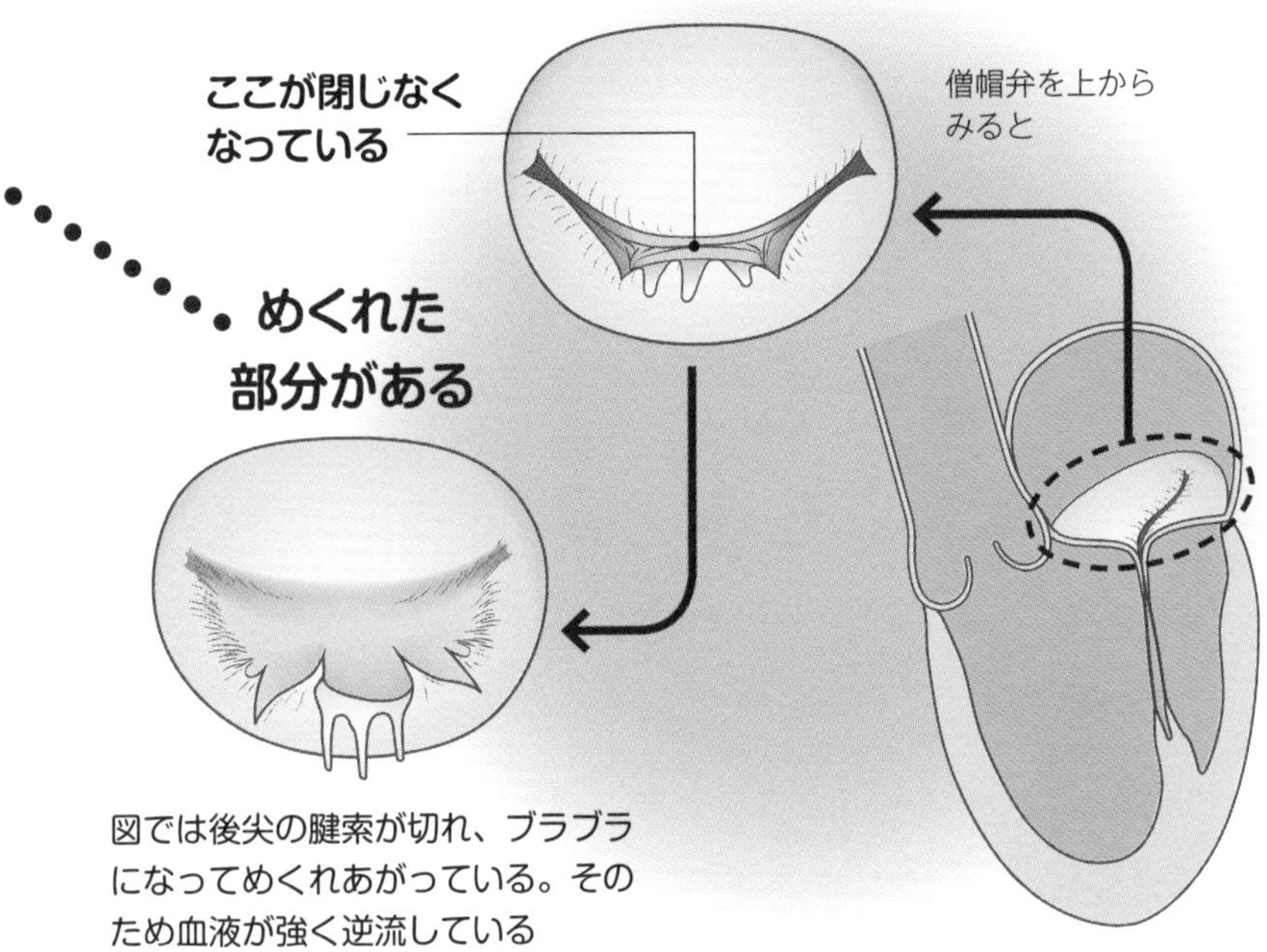

ここが閉じなくなっている
僧帽弁を上からみると
めくれた部分がある

図では後尖の腱索が切れ、ブラブラになってめくれあがっている。そのため血液が強く逆流している

僧帽弁では弁形成術が多い

僧帽弁は左心室の構造の一部で、壁の各所につながっていることが左心室の機能と深くかかわっているので、その構造を温存する弁形成術が適しています。

僧帽弁閉鎖不全症の弁形成は上図のようにおこないます。

僧帽弁狭窄症ではカテーテル治療、弁形成術、弁置換術がありますが、僧帽弁自体にある程度の柔らかみが残っていて、石灰化という石のように硬くなった部分がなければ、カテーテル治療の適応になります。カテーテルの先端につけたバルーンを僧帽弁の中でふくらませると、弁が開いて動きがよくなります。

❶ 切除して縫い合わせる

めくれあがった部分を切り取る。そして、左右をていねいに細かく糸で縫い合わせる

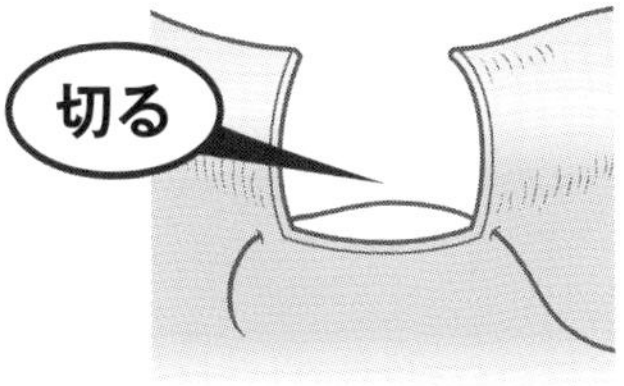

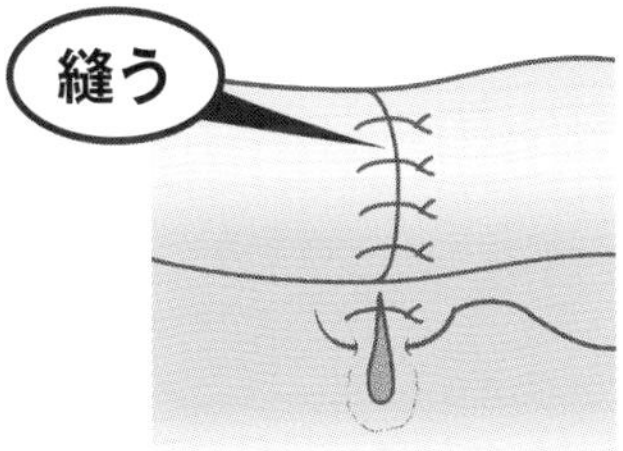

❷ リングを縫いつける

大きく広がってしまった弁の周囲（弁輪）に人工の枠（リング）を縫いつけ、弁輪の形を整える。なお、リングは人工物だが、人工弁と違って交換の必要はない

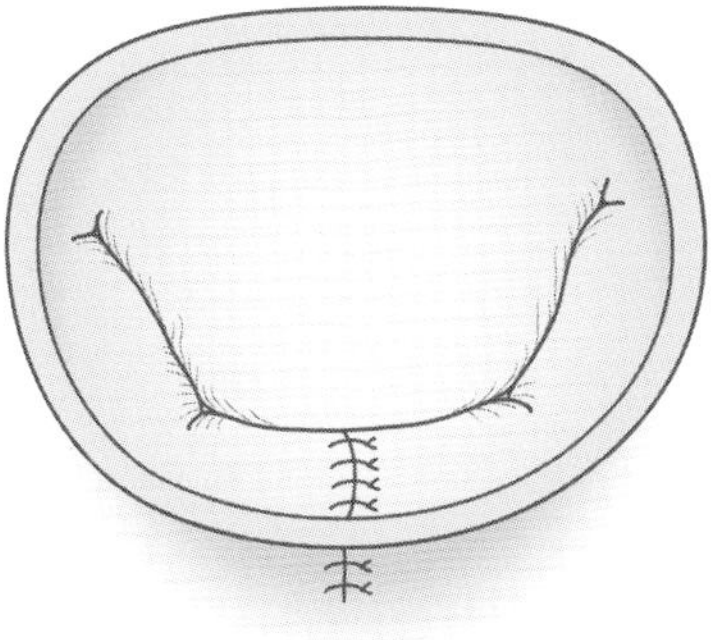

三尖弁では

三尖弁の手術を単独でおこなうことはほとんどなく、僧帽弁あるいは大動脈弁の手術をおこなう際に三尖弁輪形成術がおこなわれることがほとんどです。弁置換術はできるだけ避けます。

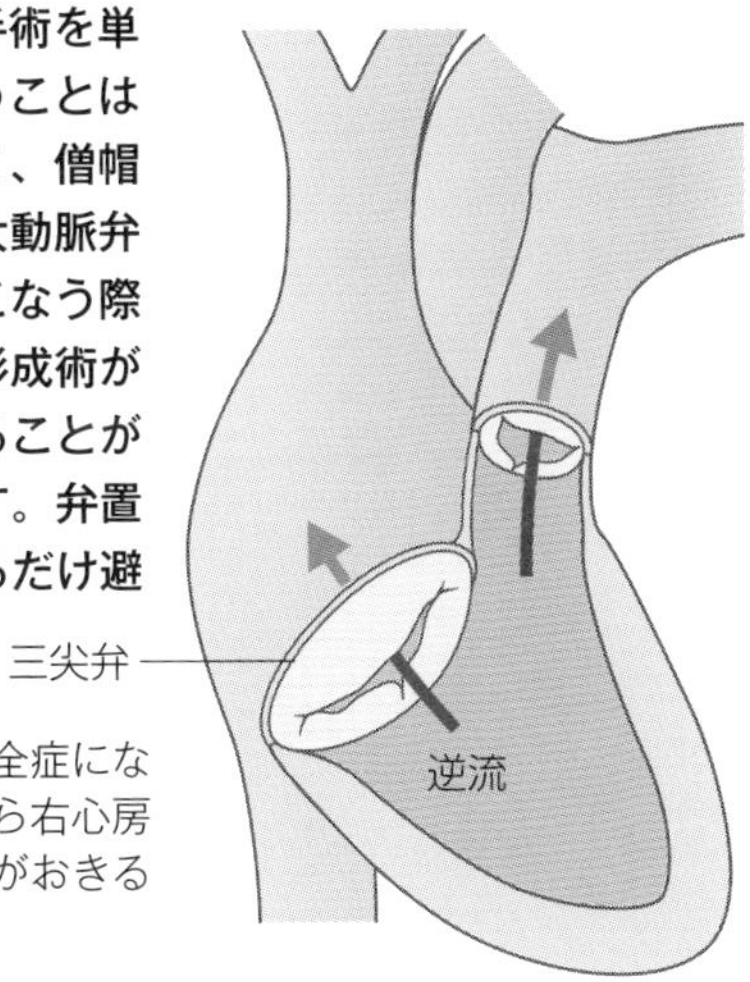

三尖弁閉鎖不全症になると右心室から右心房へ血液の逆流がおきる

僧帽弁置換術の場合は

いたんだ僧帽弁全体を取って、弁輪に人工弁を縫いつけます。弁形成術にくらべると、決まった手術法で、血液の逆流がとまる確実さがあります。

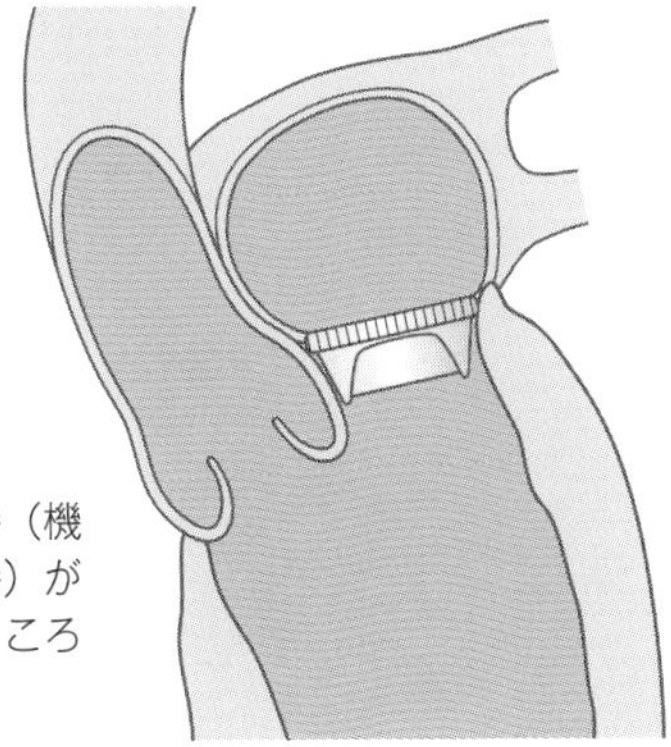

僧帽弁用の人工弁（機械弁または生体弁）が縫いつけられたところを横からみた図

外科手術④

大動脈弁の手術は弁置換術が一般的

大動脈弁の手術にも僧帽弁と同じく、弁形成術と弁置換術があります。よくおこなわれるのは、弁置換術です。大動脈弁の構造は単純であるため、弁形成術は、まだ一般的ではありません。

大動脈弁置換術

大動脈弁置換術では悪くなった大動脈弁を切り取り、人工弁に取りかえます。

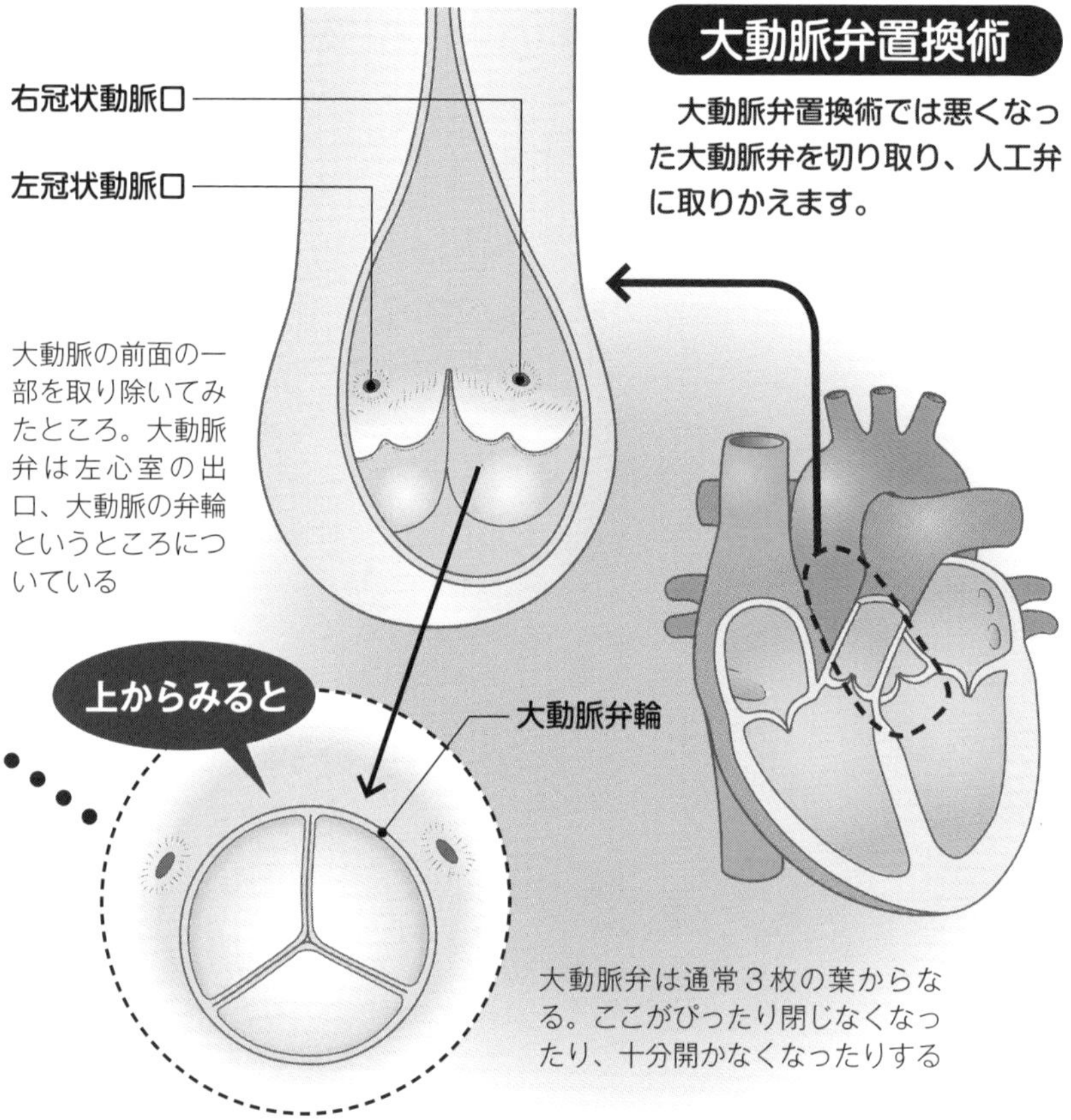

右冠状動脈口
左冠状動脈口
大動脈の前面の一部を取り除いてみたところ。大動脈弁は左心室の出口、大動脈の弁輪というところについている
上からみると
大動脈弁輪
大動脈弁は通常３枚の葉からなる。ここがぴったり閉じなくなったり、十分開かなくなったりする

大動脈弁は置換に向いた構造

大動脈弁は、大動脈の壁の内側に半月状にハンモックが垂れ下がったような形です。弁はとても薄く、大量の血液をスムーズに通過させられるように簡単な構造になっています。構造が簡単であることは、形成が難しいことを意味します。また、大動脈弁は左心室内の構造ではないので、僧帽弁置換術と違って弁を取ってしまっても、手術後の心臓の働きに影響は大きくありません。

こうしたこともあって、大動脈弁は自分の弁を修理して温存する弁形成術より、新しい人工弁に置きかえる弁置換術のほうが一般的になっています。

人工弁を入れた人は身体障害者手帳の取得を

人工弁を入れると、身体障害者福祉法により内部障害の「心臓機能障害」に該当することになります。弁膜症の手術を受けた人すべてが当てはまるわけではないので、主治医に確認してから手続きを進めましょう。担当は、居住している市区町村役場の障害福祉担当課です。

また、体調によってこれまでと同じ職場での業務が継続できなくなった場合、障害者雇用枠を利用しての就労も可能です。

●主治医に相談

自分が該当するか主治医に確認

↓

●申請書・診断書の準備

障害福祉担当窓口で申請書と診断書の用紙をもらう。主治医に診断書の作成を依頼する

↓

●可否と等級の通知

１級・３級・４級の等級がある。２～３ヵ月で取得の可否と等級の通知が来る

↓

●手帳等級に応じて

税の免除、所得控除、交通機関などの運賃割引、携帯電話やデータ通信料の割引などが受けられる

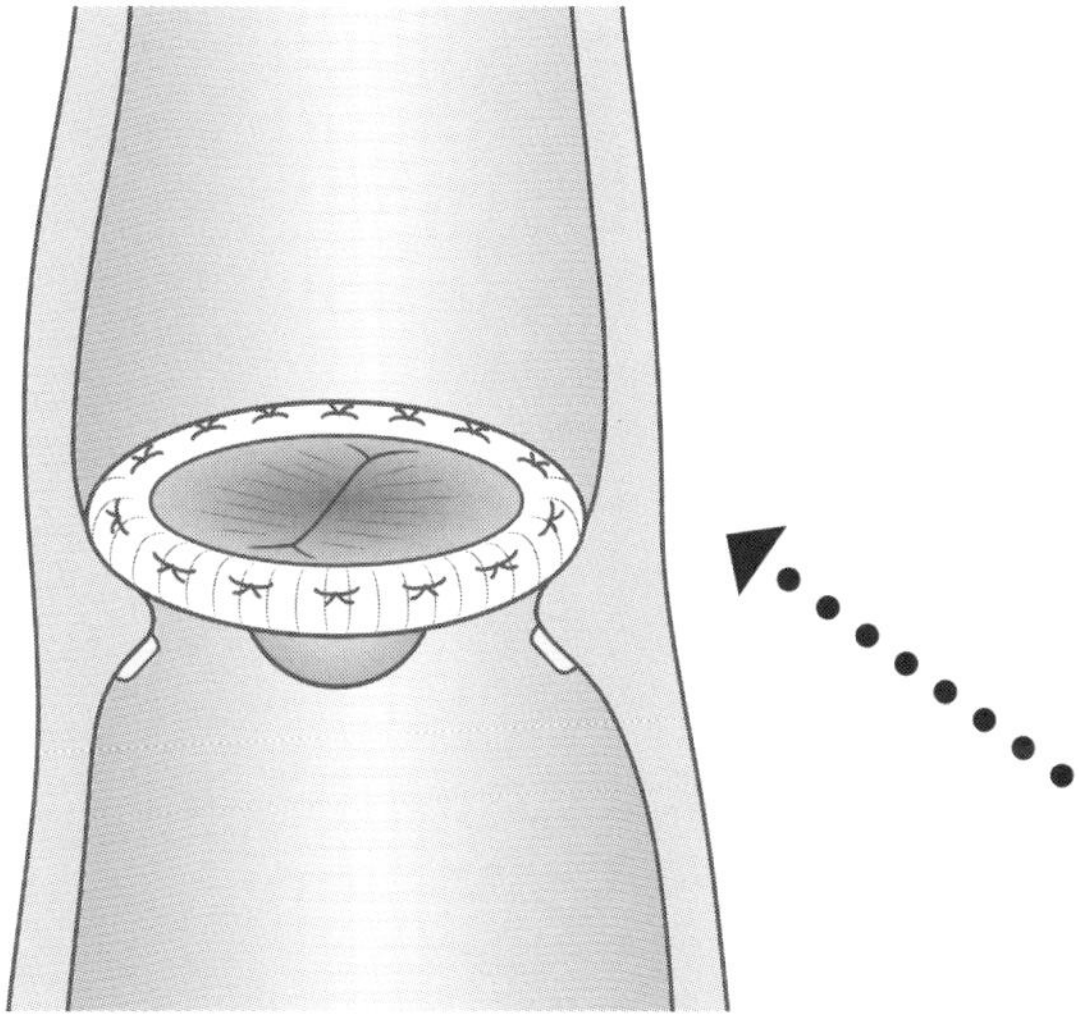

自分の大動脈弁を切り取り、人工弁を針のついた糸で弁輪に縫いつける。図は機械弁をつけた例

大動脈弁形成術

大動脈弁の手術では弁置換術が一般的ですが、弁形成術ができないわけではありません。大動脈弁の状態によってはおこなうこともあります。

また、限られた病院ですが、大動脈弁閉鎖不全症の多くに弁形成を積極的におこなったり、狭窄症も含め大動脈弁のすべての病変に対し自分の心膜に置きかえる手術もおこなわれています。

ただ、大動脈弁の弁形成術は手術数が多くないため、弁置換術よりもすぐれているかどうか十分な確証が得られていません。

大動脈弁の弁形成術を希望されている場合は、実績のある病院を選び、適応になるかどうか、十分に検討してください。

再手術

どの方法でも再手術になることがある

心臓手術を一度ですませたいと思うのは当然のことでしょう。ただ、生体弁の交換のほか、弁の不具合や病状によって再手術になる可能性もゼロではありません。

再手術になる主な理由

弁膜症で再手術になるのは、次のような場合です。

生体弁置換術の場合

生体弁は年月の経過に伴って劣化したり石灰化したりする。そのため、特に若年の患者さんでは弁を新しく交換する再手術になる可能性が高い。このことは手術を受ける前に医師からも説明される。また人工弁感染もある

弁形成術の場合

修理した部分やその他の部分が再びいたみ、血液の逆流などが再発することがある。弁のいたみがひどい場合は、再手術では弁置換術になることが多い

機械弁置換術の場合

機械弁は生体弁とくらべても丈夫で長持ちするため、再手術の可能性は低い。ただし、なんらかの事情での再手術の可能性はゼロではない（人工弁感染、人工弁を縫いつけたところからの血液の逆流とそれによる溶血性貧血、人工弁への血栓の付着など）

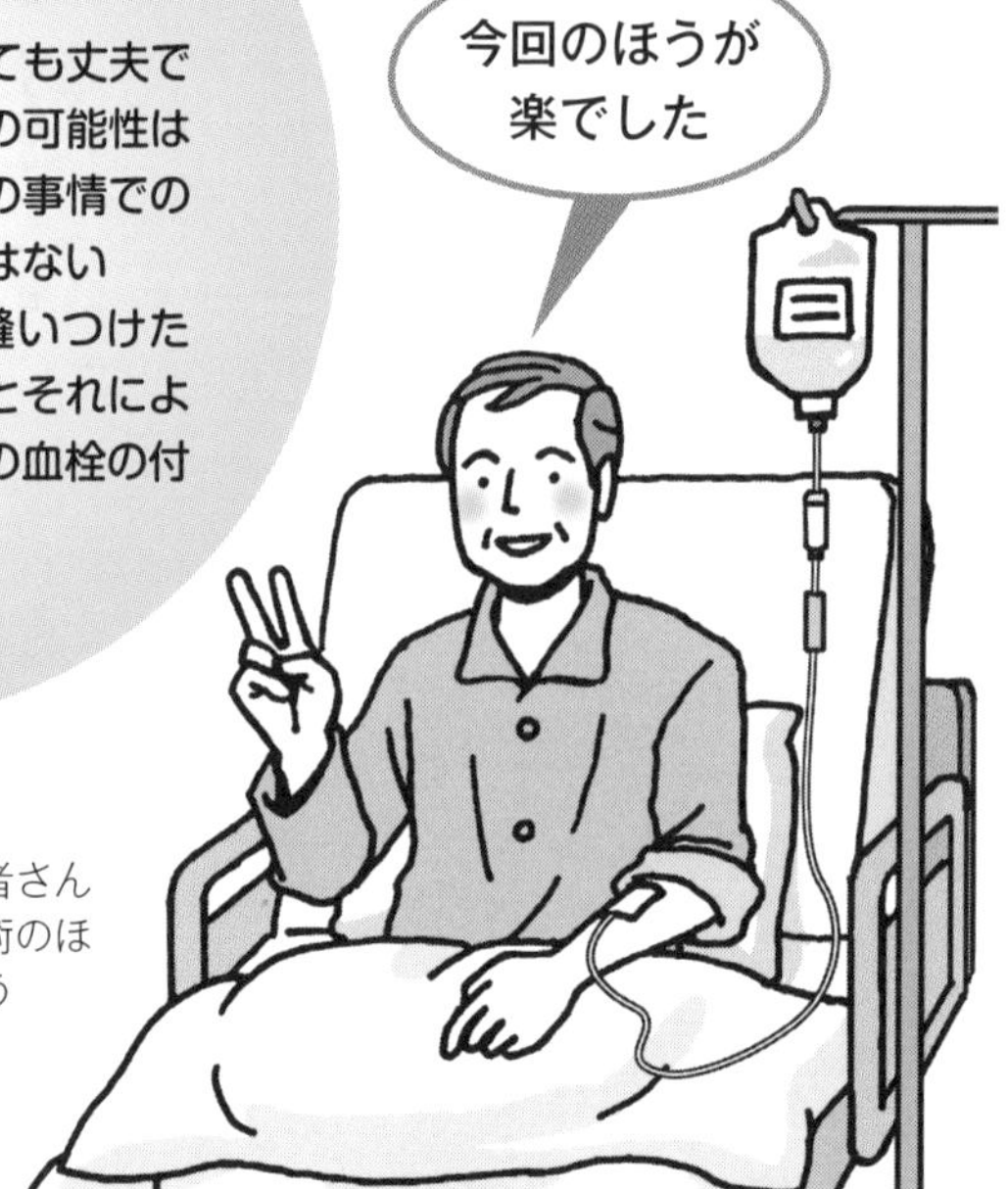

再手術を受けた患者さんはたいてい、再手術のほうが楽だったと言う

生体弁は取りかえの再手術が必要

弁膜症で再手術になる可能性が高いのは、弁置換術で生体弁を選んだ場合です。

生体弁は機械弁と比較して耐久性が低く、年数が経過するうちに劣化していきます。そのため、再手術で弁を新しいものに交換する必要があります。

特に若い人は高齢者よりも弁の劣化が早く進み、再手術や、人によっては再々手術になることもあります。

高齢者が生体弁を選んだ場合、超高齢になったときに再手術ということがありえます。平均寿命が延びているので、七〇代で生体弁を入れて九〇代で再手術ということがこれから増えてくるでしょう。今でも九〇代での大動脈弁置換術の再手術は十分可能です。

なお、大動脈弁であれば、カテーテルで生体弁の中にさらに生体弁を入れるという選択肢があります。

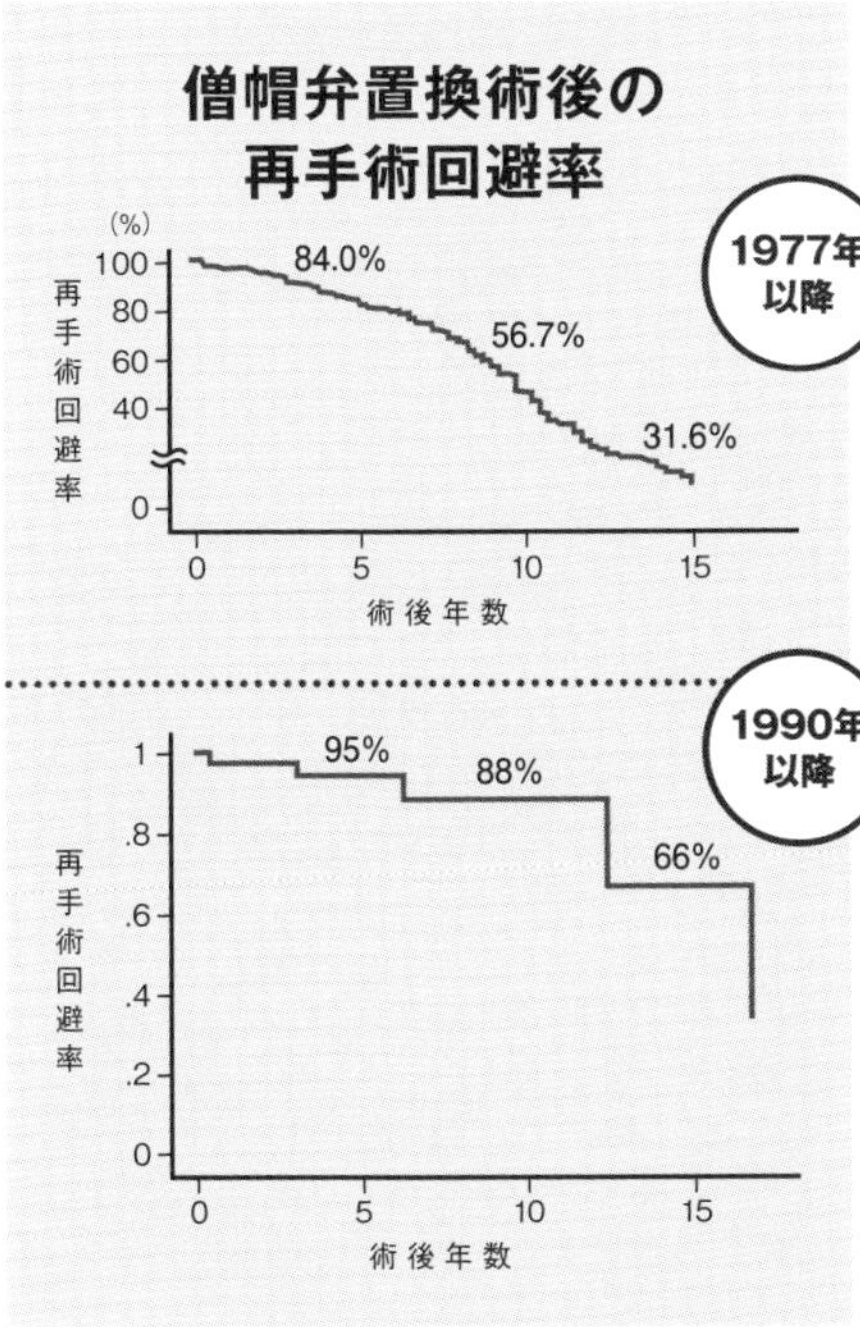

僧帽弁置換術後の再手術回避率
1977年以降
(%)
100
80
60
40
0
再手術回避率
84.0%
56.7%
31.6%
0
5
10
15
術後年数
1990年以降
1
.8
.6
.4
.2
0
再手術回避率
95%
88%
66%
0
5
10
15
術後年数

生体弁による僧帽弁置換術後に再手術を回避できる率は高くなっている。術後15年たっても半数以上が再手術になっていない

1977〜2006年。平均年齢64歳。男性147例、女性240例。国立循環器病センター心臓血管外科、舩津俊宏、小林順二郎による。
『心臓 vol.40 No.9(2008)』

要注意なのは感染が原因の場合

心臓弁の手術を受けた人は、感染には十分に注意してください。

特に、弁置換術の人は気をつけましょう。手術を受けたあとは免疫力が低下し、感染がおこりやすくなっているからです。

細菌に感染して感染性心内膜炎を発症したときは、すぐに抗生物質で治療しますが、弁がひどく破壊されて心不全をおこしていたり、ゆうぜいができていたりすると再手術（多くの場合緊急的手術）になります。

Q カテーテル治療と外科手術で、再手術になる割合に差がありますか？

外科手術で生体弁を置換した場合、弁自体の耐久性とは別に、手術手技が耐久性に影響することがあります。TAVIも同様です。

ただし、TAVIは日本では二〇一三年に始まったばかりなので、まだ十分な成績が出ていません。外科手術と同じように一五年前後の耐久性を有するとは、現段階ではまだ言えません。

COLUMN

大動脈の根元におこる大動脈弁輪拡張症

大動脈弁が閉まらなくなる

大動脈弁輪拡張症は弁膜症とは少々違います。大動脈の根元がこぶのようにふくらみ、大動脈弁がひっぱられてきっちり閉まらなくなるのです。

すると、大動脈弁に血液の逆流がおきてきます。また、大動脈がふくらむと血管の壁が薄くなるので、こぶが破裂する危険も出てきます。

弁だけでなく、動脈の手術も必要

こぶが破裂すると命にかかわるので、予防的に手術をします。

手術は大動脈を根元から取りかえる方法で、ベントール手術といいます。化学繊維でつくった人工血管に、人工弁を縫いつけたものを、とりつけます。

また、弁を取りかえない自己大動脈弁温存手術という方法もあります。

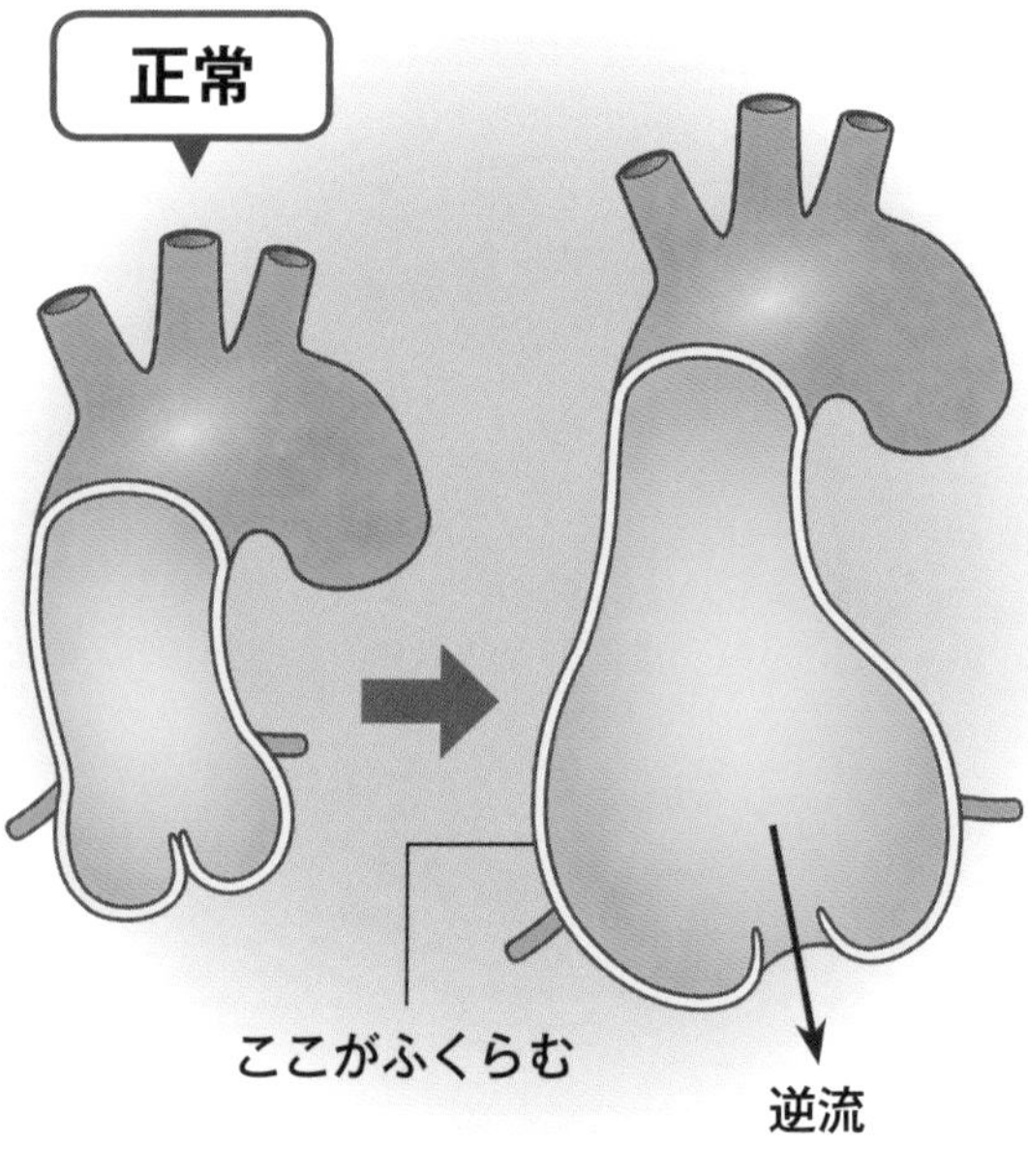

大動脈の根元の部分が大きくこぶのようにふくらむ。すると大動脈弁に隙間ができ、ぴったりと閉じなくなる

5

手術後の自己管理と生活の注意点

弁膜症の手術をすると
心臓は新しい弁に慣れていかないとなりません。
運動や仕事復帰も体調をみつつ、
医師と相談しながら、
ゆっくり慎重に回復させていきましょう。

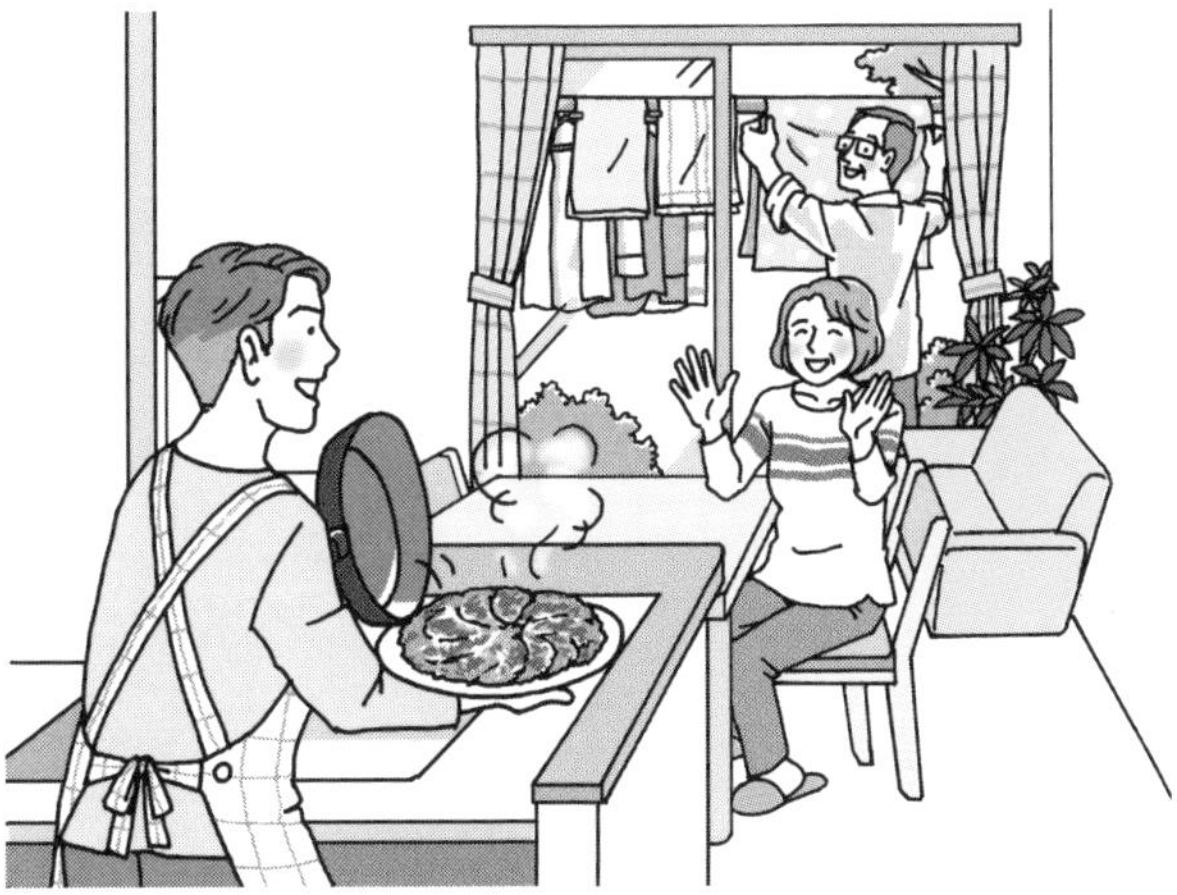

手術後

直後にいったん悪くなるけれど心配ない

外科手術をおこなった場合、手術後は、しばらくの間は十分に注意が必要です。扉を取りかえたり修理したりしたばかりで、心臓はまだ新しい扉に慣れていないからです。

手術後の心臓

新しい扉になって血液の流れも修正されたことで、心臓は新しい環境に戸惑ってしまい、つらい状態になります。手術前と後の心臓への負担がどのくらい変化するかを、僧帽弁閉鎖不全症の例でみてみましょう。

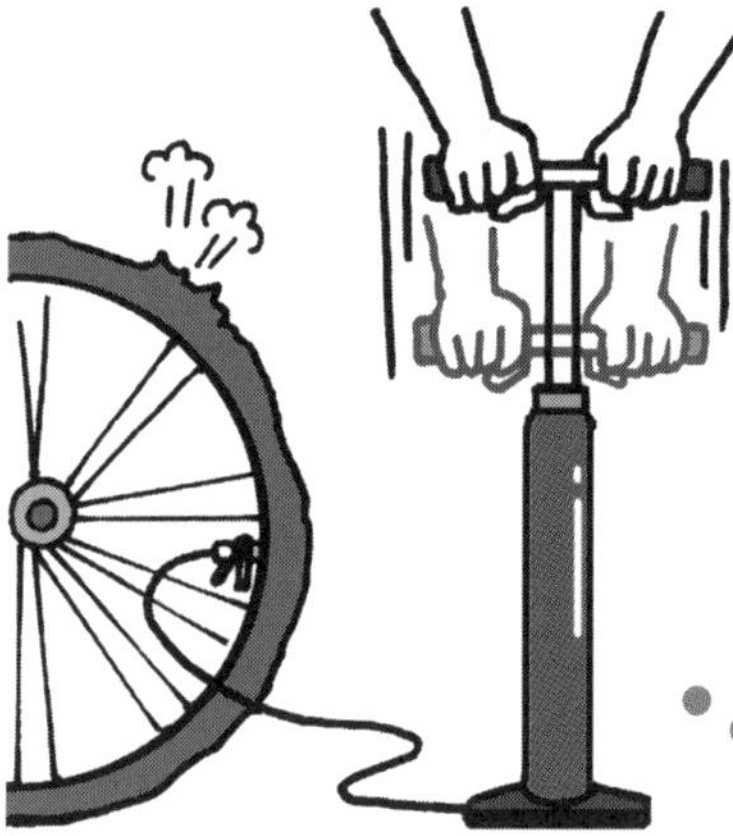

手術前

弁がきっちり閉まらず血液が後ろに漏れていたので、壁にかかる力は軽かった。自転車のタイヤなら穴のあいた状態。このタイヤにポンプ式の空気入れで空気を入れても、穴から漏れるため、力はいらなかった

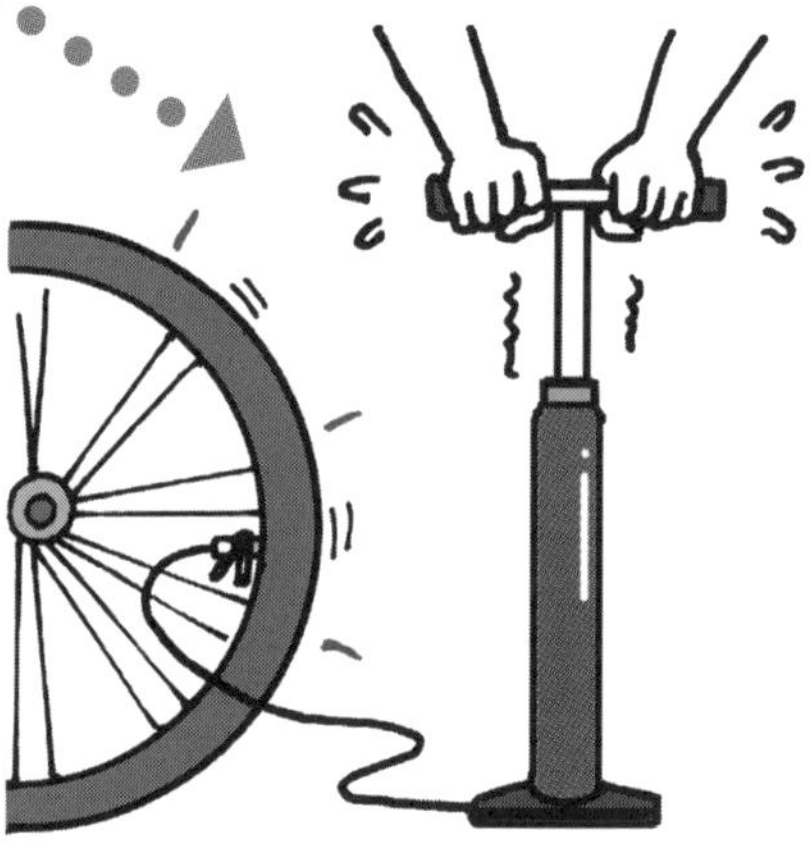

手術後

手術で弁がきっちり閉まるようになる。自転車のタイヤなら、穴を閉じたとたんに、空気入れを押そうとすると、ぐっと重くなる

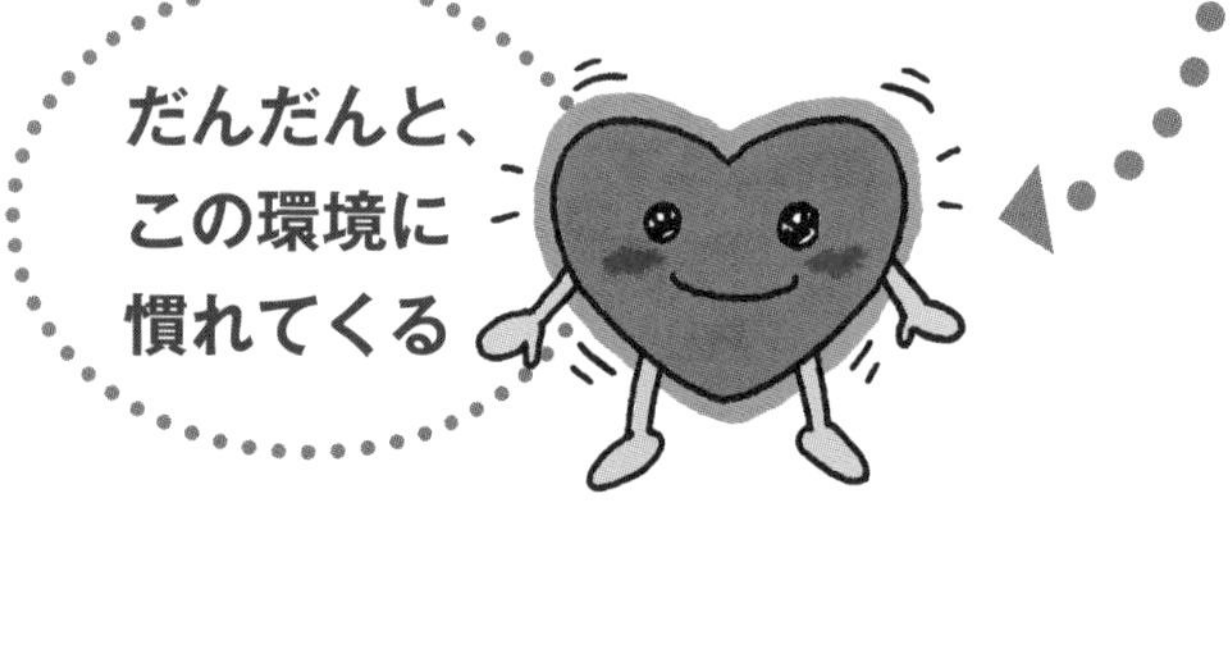

心臓に負担をかけないよう少しずつ日常に戻す

扉の調子が悪くても、長い間心臓は、なんとか扉に合わせてやってきました。それを突然手術で扉をかえられてしまったのですから、急には合わせられなくなって当然でしょう。心臓を止めて人工心肺を使用した影響も加わって、手術後には一時的に心臓の働きが悪くなります（例外もあります。感染などによる急性の弁膜症では、手術後比較的早くよくなります）。

しばらく時間はかかりますが、心臓は新しい扉に徐々に慣れ、自然によくなります。

大切なのは、手術後には無理をしないこと。機能がよくなることと本人が楽になることは、必ずしも一致しません。よくなったように思って動きすぎると、回復が遅れます。慎重に少しずつ以前の生活に戻しましょう。

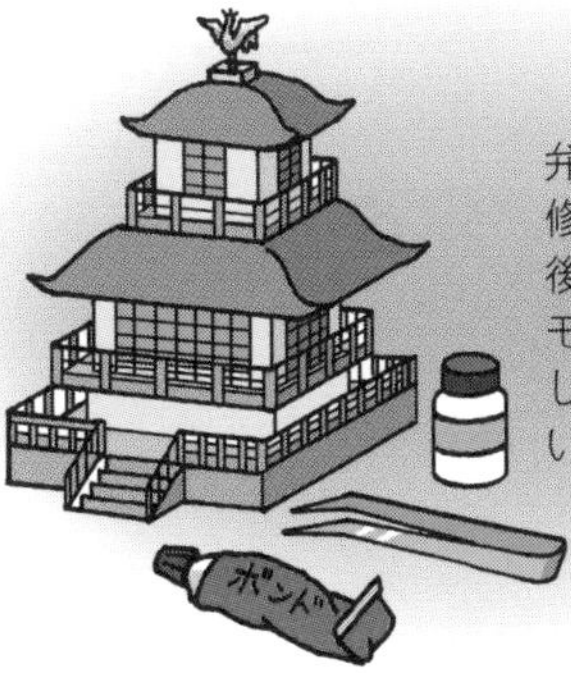

弁を取りかえたり修理したりした直後は、精密なプラモデルの接着剤がしっかり固まっていないような状態

入院中は

手術直後の心臓は、修正された弁にまだ対応できていません。ベッドから起きられるようになったら、室内をゆっくり歩くなど、慎重に。特にデリケートな僧帽弁形成術などではこのことが大切です。

入院

入院期間は１～２週間で、その間は安静が基本。ただし、ＭＩＣＳの場合は、短くなる。また、入院期間は病院によって差がある

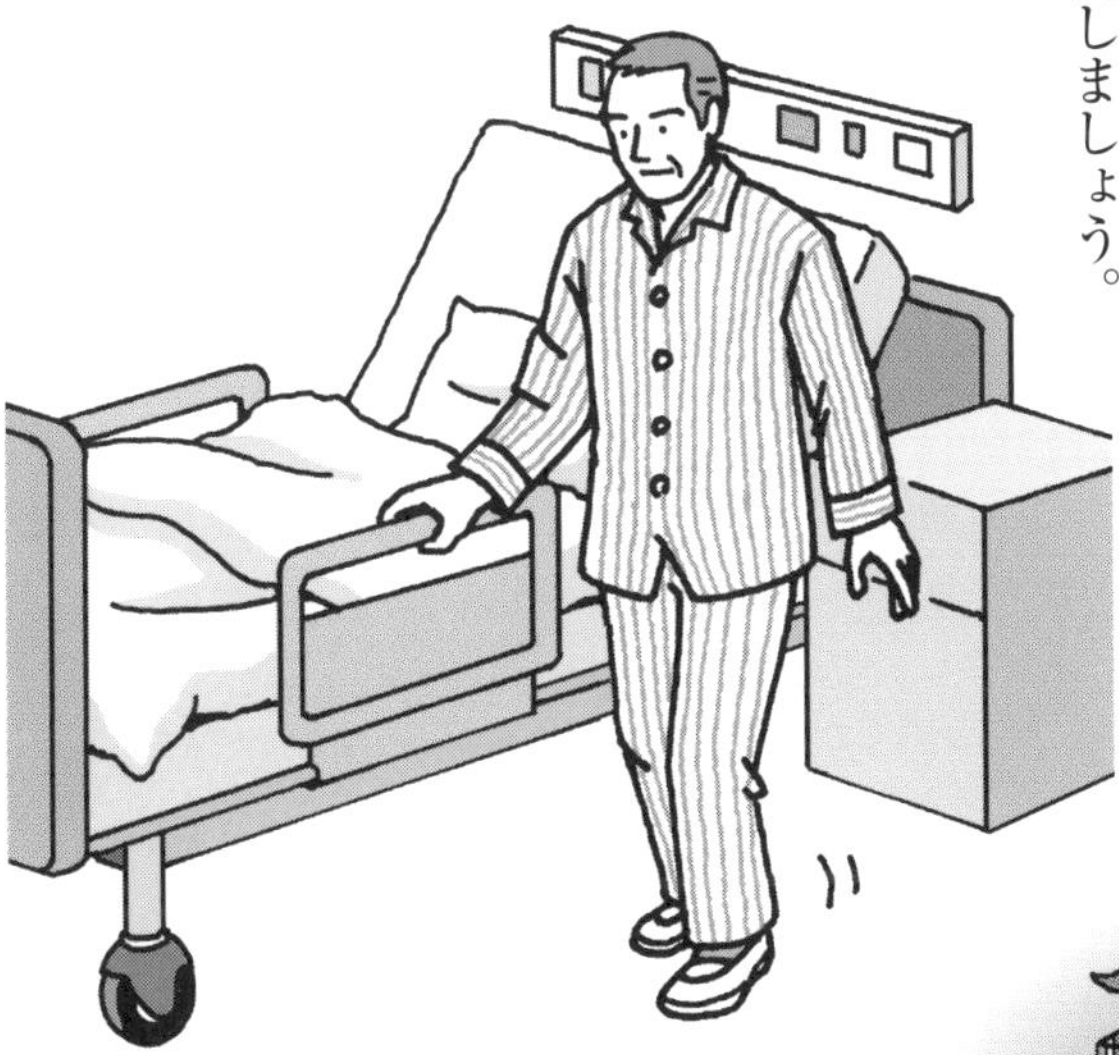

ベッド上かベッドサイドでの生活で、少し歩行をする程度

退院

ゆっくりと帰宅する。なるべく車で帰宅するのが望ましい。歩くときも、休み休みゆっくりと

服薬管理

ワーファリンの服用を続けて血液サラサラに

弁膜症の手術後は、血液のかたまり（血栓）ができるのを防ぐためにワーファリンを飲みます。これを抗凝固療法といいます。ワーファリンを飲む期間は、手術の方法によって異なります。

機械弁以外の人もしばらくの間、服用する

弁置換術で機械弁を選んだ場合は、血栓ができないように、生涯にわたってワーファリンを服用することになります。

そのほかの手術でも少しの間、ワーファリンを服用しますが、生体弁の人は三ヵ月ほど経過したら、服用管理がしやすいアスピリンなどの薬に変更されます。

また、弁形成術で弁輪の形を整えるリングを使用した場合も手術後にワーファリンを服用します。この場合、二ヵ月ほどでリングの化学繊維の部分が自分の細胞でおおわれて血栓がつきにくくなるので、その後、ワーファリンは必要なくなります。

服用中の検査

ワーファリンには血液をサラサラにする作用があり、効きすぎると出血しやすくなります。そのため、検査をして薬の適正量を管理・調整します。

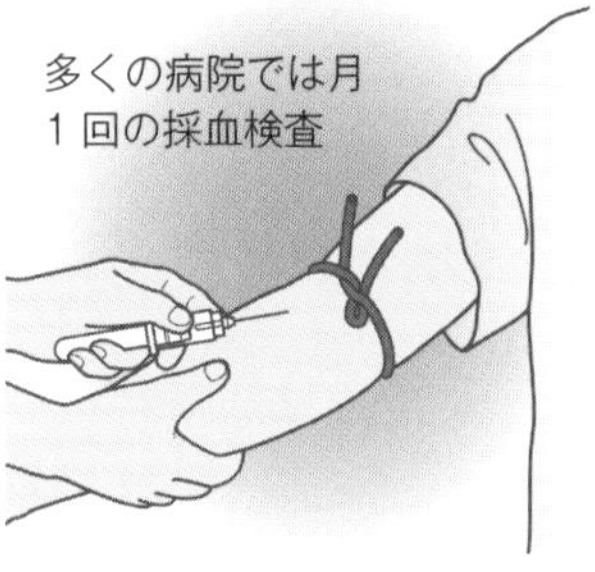
多くの病院では月1回の採血検査

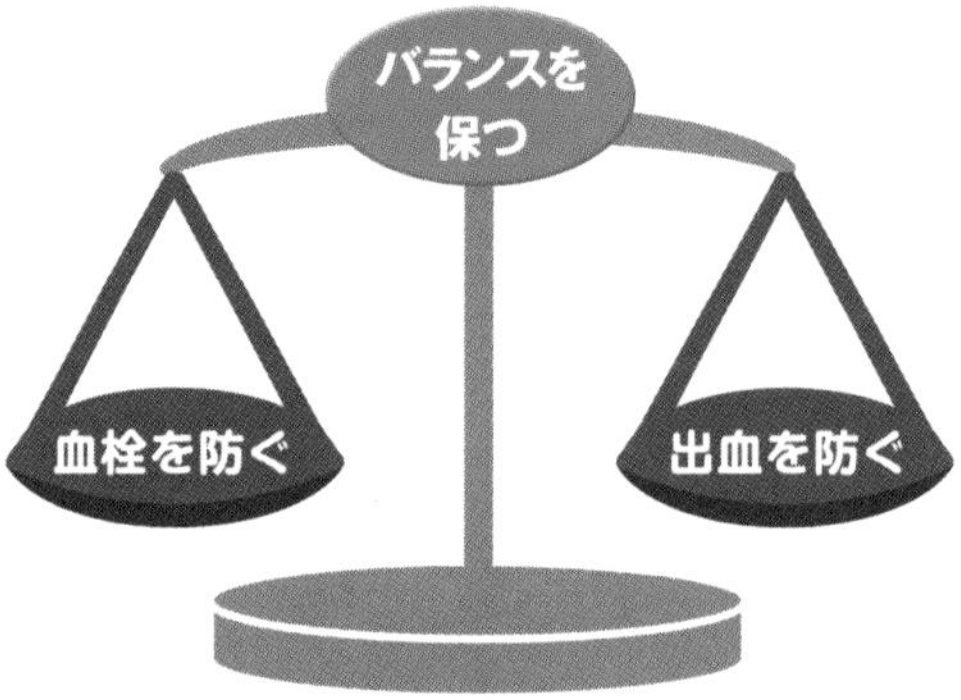
バランスを保つ
血栓を防ぐ
出血を防ぐ

PT-INRとは
血液が固まるのにどれくらいの時間がかかるかの指標

PT-INRの目安
1.6〜2.8にコントロール。出血傾向の有無、年齢、血栓形成リスクなどさまざまな要因が考慮されるが、この数値からはずれた場合は、ワーファリンの服用量を増減して調節する

服用中の注意点

ワーファリンを服用している人にはいくつかの注意点があります。薬の効果を適正な状態に保つように、注意点を守りましょう。

食事の注意点を守る

ビタミンKのとりすぎと野菜不足に注意（→P88）

歯の治療は

抜歯をするとき、以前はワーファリンを中止したが、現在は多くの歯科医院でワーファリンを中止せずに抜歯する。治療前に心臓の主治医に相談することが基本

ほかの薬を使うとき

別の病気で薬を処方されたときや、市販薬を服用するときは、事前にワーファリンを飲んでいることを医師や薬剤師に相談を。いずれかの薬が効きすぎたり、効かなくなったりすることがある

なんらかの外科処置

内臓などの外科処置時に、ワーファリンを中止するのは厳禁。ワーファリン以外の薬剤を点滴で使うなど、ほかの方法もあるので、基本的には心臓の主治医に相談を

Q 生体弁なのにワーファリンは必要？

生体弁、あるいは弁形成術なのにワーファリンを飲みつづけるよう指示されることがあります。

理由は不整脈です。手術後に心房細動という血栓ができやすい不整脈が続いていると、脳梗塞などがおこりやすくなります。これを防ぐため、ワーファリンを飲みつづけることがあるのです。

Q 飲み忘れたらどうすればよい？

飲み忘れに気づいたら、服用予定時間の一二時間以内ならすぐに服用します。それ以上経過している場合は、翌日、いつもの時間に服用します。絶対に二回分をまとめて服用しないでください。

Q 抗凝固薬はワーファリンだけ？

不整脈がある人に、ダビガトランなどの直接経口抗凝固薬（DOAC）を処方されることがありますが、この薬は弁膜症の手術後の効果や副作用については議論があるところです。現在、日本では弁膜症の手術後にはワーファリンが使われるのが一般的です。

食事管理

ビタミンKのとりすぎ、野菜不足に注意

ほとんどの病院では、手術やカテーテル治療で入院中に、管理栄養士や看護師から、減塩食など食事療法の指導がおこなわれます。退院後は、その注意点を守って食生活を改善していきましょう。

ワーファリンを服用している人は

ビタミンKの多い食品は注意が必要です。緑黄色野菜なども一度に大量に食べないように。ただし、これらは「食べてはいけないもの」ではありません。特に、緑黄色野菜をまったく食べないのは、よくありません。

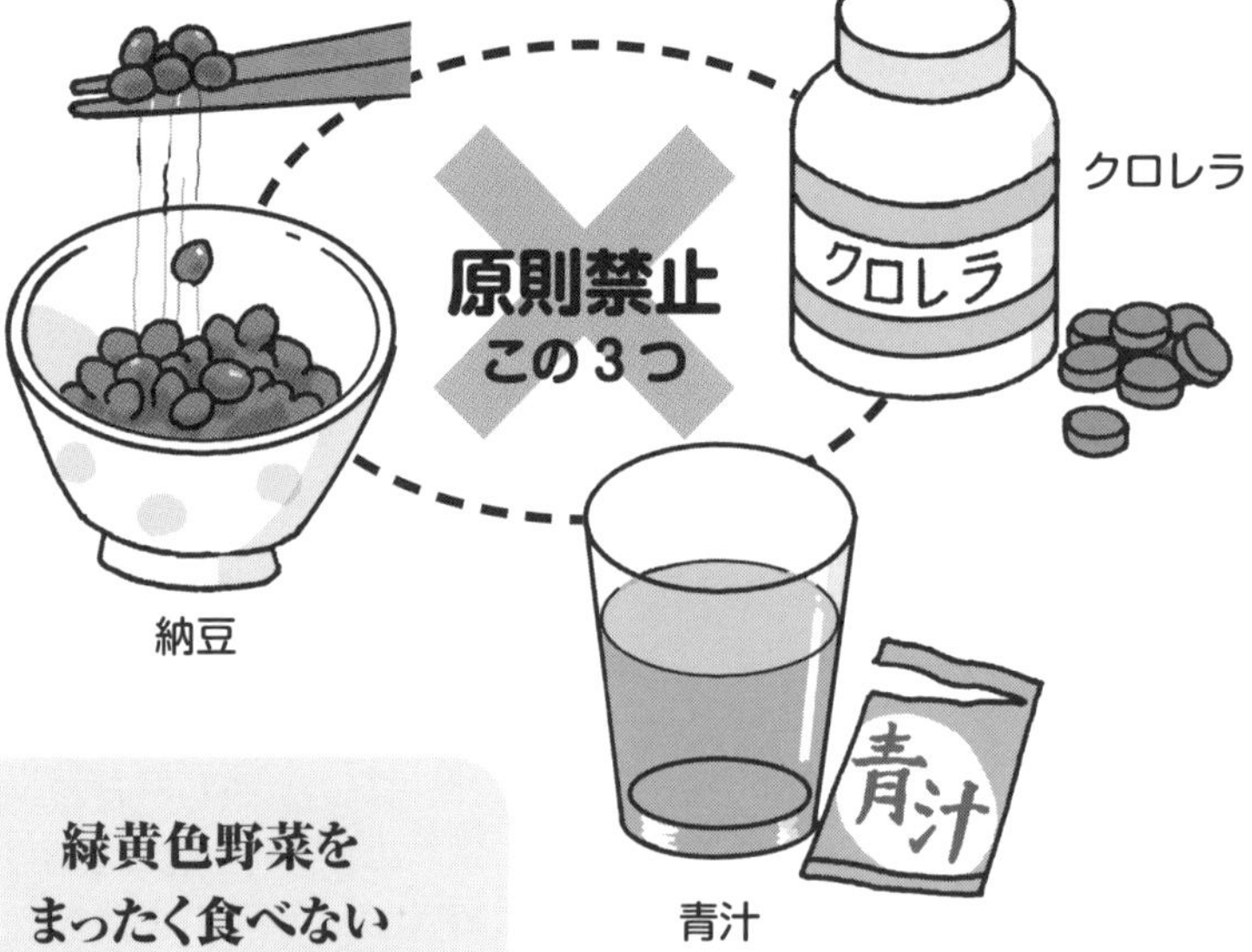

原則禁止
この3つ
クロレラ
クロレラ
納豆
青汁
青汁

緑黄色野菜をまったく食べないようにする必要はない

ワーファリンを飲む人や高血圧や肥満のある人は

ワーファリンはビタミンKによって効きめが弱まります。そのため、ビタミンKを非常に多く含む上記三つの食品は原則禁止です。また、禁止ではありませんが、とりすぎに注意する食品もあります。

高血圧は心臓に負担をかけるので（→P90）、塩分を控える減塩食にします。

肥満があればダイエットにも取り組みます。血圧は、体重が減ると下がりやすくなります。標準体重をオーバーしている人は適正摂取カロリーを守りましょう。

いずれも、野菜不足には注意します。一日に三五〇g以上を目安にとりましょう。

塩分控えめに

- 味つけは薄く
- 塩、しょうゆ、ソースを食卓に置かない
- みそ汁、めん類の汁は残す
- 外食（特に飲酒を伴う）は塩分のとりすぎに注意。お酒はたしなむ程度に
- ハムやソーセージなどは、減塩のものを選ぶ

塩分量の目安（調理方法などで差がある）

カップめん　5.5g
握りずし（1人前しょうゆ込み）　5.0g
カレーライス　3.3g　　梅干し1個　2.0g
みそ汁1杯　1.5g　　あじの干物　1.2g

出典：日本高血圧学会

高血圧を予防する

減塩食にしますが、いきなり減塩するのではなく、少しずつ塩分を減らし、最終的には一日6g未満をめざします。野菜をとることも大切です。

野菜はしっかり

野菜には血圧を下げるカリウムや動脈硬化の予防に役立つビタミンCやE、抗酸化物質が多く含まれている

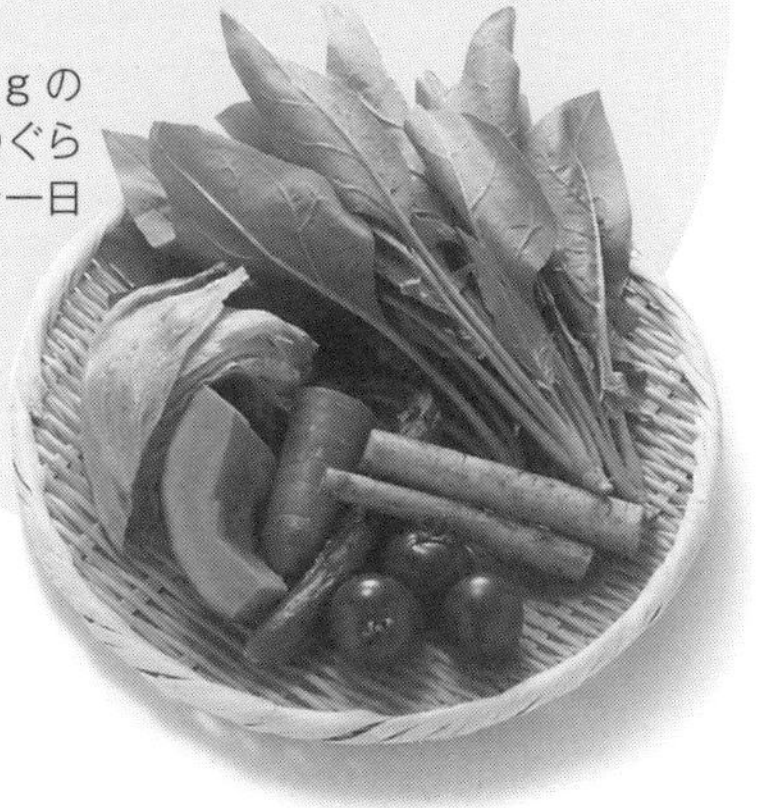

一日350gの目安。このぐらいの野菜を一日でとろう

肥満のある人は

標準体重になるよう、食事の量や活動量を見直しましょう。

標準体重	身長（m）× 身長（m）× 22 ＝ ☐ kg
摂取エネルギーの目安	標準体重（kg）× 身体活動量（kcal）＝ ☐ kcal

身体活動量の目安

- ●デスクワークや家事などの軽労《ろう》作《さ》：25～30kcal
- ●立ち仕事が多い普通労作：30～35kcal
- ●力仕事が多い重い労作：35kcal～

血圧管理

血圧は低いほうが心臓の負担が小さい

血圧が高いと、心臓に負担がかかります。つまり、心臓の壁や扉に負担がかかるということ。血圧は低めにしましょう。特に手術後には、血圧の管理は大切です。

正しい血圧の測り方

血圧はちょっとしたことで変動しやすいので、できるだけ毎日決まった時間に測定します。家庭用の血圧測定器は、指や手首、上腕などで測定するものがあります。ここでは上腕用での測り方の注意点を解説します。

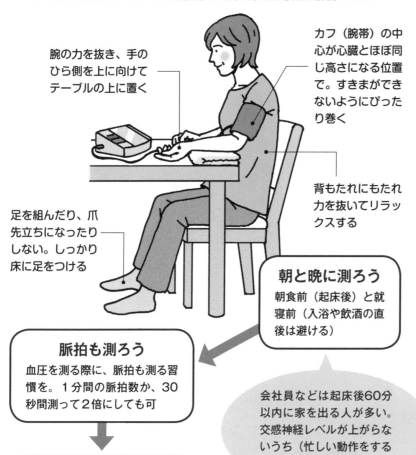

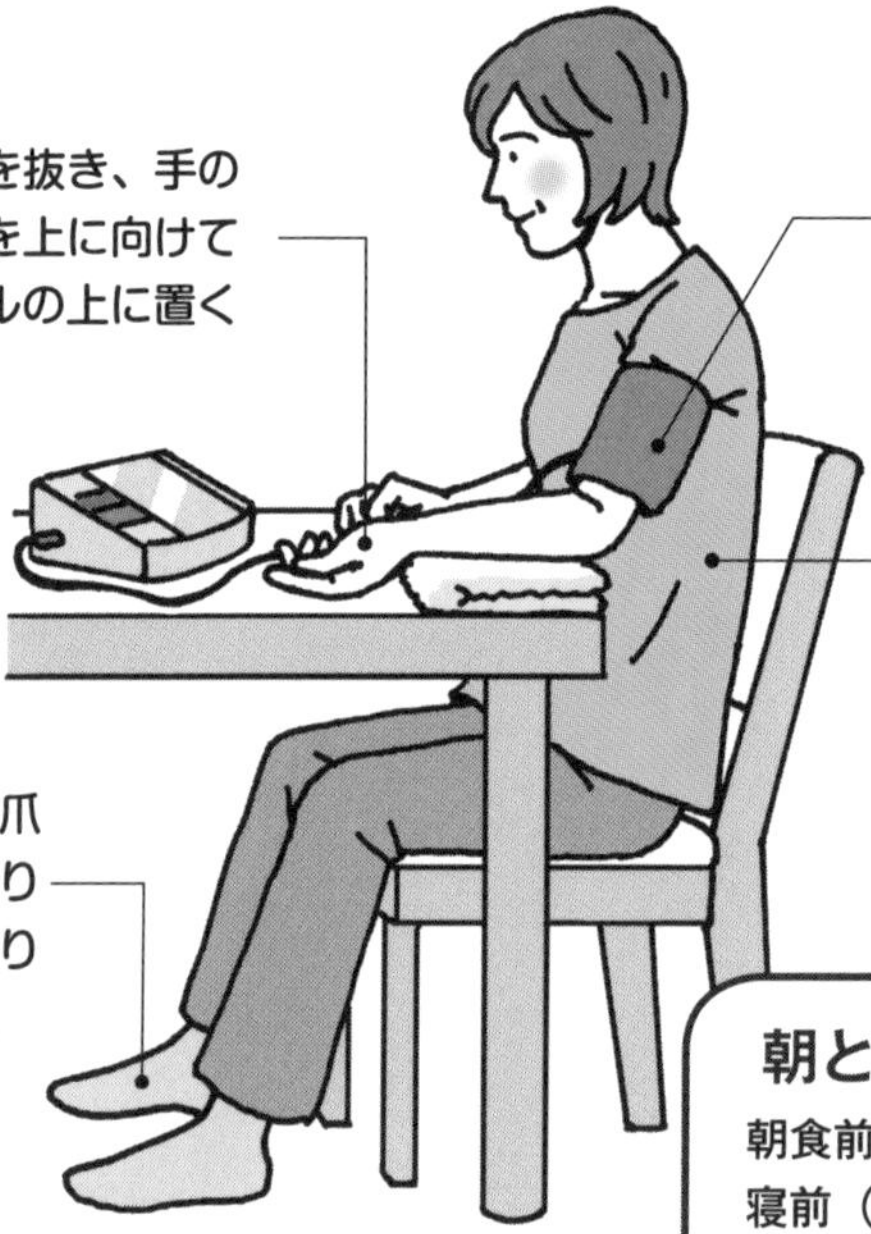
腕の力を抜き、手のひら側を上に向けてテーブルの上に置く
カフ（腕帯）の中心が心臓とほぼ同じ高さになる位置で。すきまができないようにぴったり巻く
背もたれにもたれ力を抜いてリラックスする
足を組んだり、爪先立ちになったりしない。しっかり床に足をつける

朝と晩に測ろう

朝食前（起床後）と就寝前（入浴や飲酒の直後は避ける）

脈拍も測ろう

血圧を測る際に、脈拍も測る習慣を。１分間の脈拍数か、30秒間測って２倍にしても可

記録しておこう

血圧を測定したら、記録をつけておくとよい。スマホで管理するアプリもある。受診時には記録を持参するとよい

会社員などは起床後60分以内に家を出る人が多い。交感神経レベルが上がらないうち（忙しい動作をする前）に測るほうがよい

２回測ってもいいが1回目を深呼吸してから測るとよい

血圧は低いほうが心臓の負担が少ない

心臓の左心室には、全身に血液を送り出すポンプの働きがあります。血圧が高いということは、強い圧力で血液を送り出しているということであり、左心室にも強い圧力がかかっています。ですから、心臓の負担を減らすには、血圧をできるだけ低くコントロールすることが大切です。

自分の血圧を知っていますか。血圧は心臓にかかっている負担の目安でもあります。おおよその値を知っておきましょう。

簡単に血圧を測ることができる機器が市販されています。家庭でも血圧を測る習慣をつけ、基準値を超えるようなときは早めに主治医に相談しましょう。

血圧が高いとは

血圧が高いと心臓にどのような負担がかかるのかを知っておきましょう。

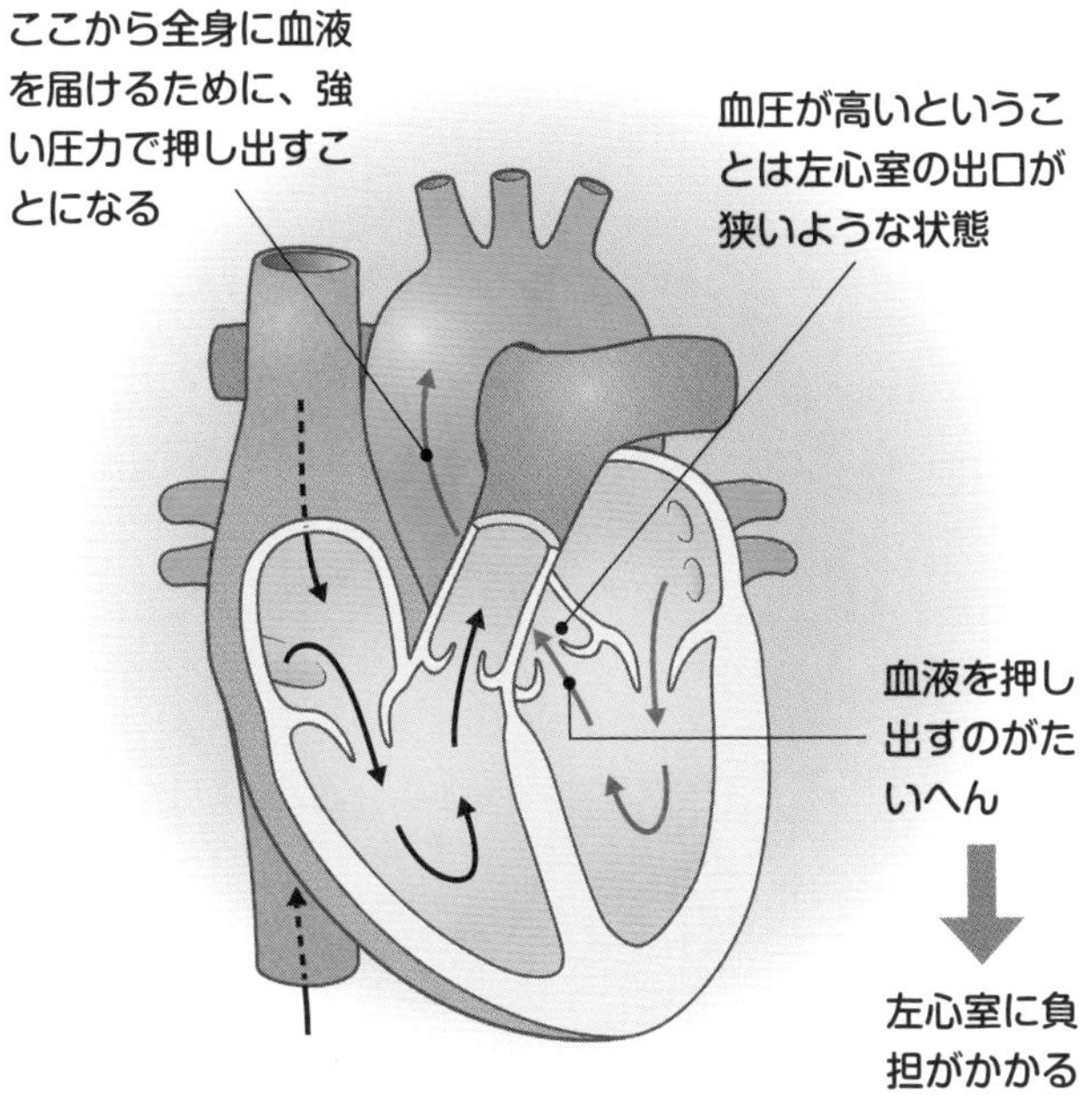
ここから全身に血液を届けるために、強い圧力で押し出すことになる
血圧が高いということは左心室の出口が狭いような状態
血液を押し出すのがたいへん
左心室に負担がかかる

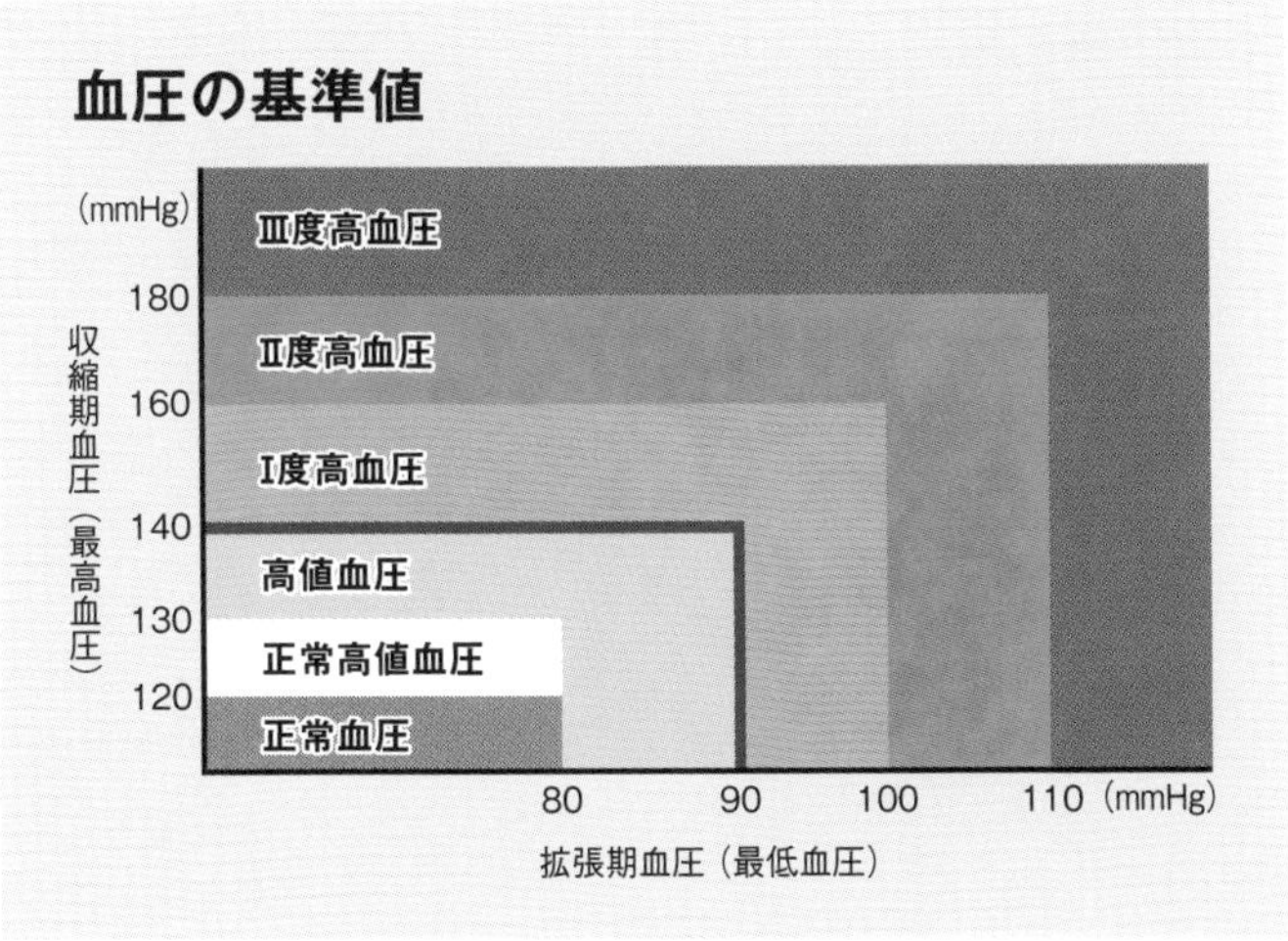
血圧の基準値
(mmHg)
Ⅲ度高血圧
180
Ⅱ度高血圧
160
Ⅰ度高血圧
140
高値血圧
130
正常高値血圧
120
正常血圧
収縮期血圧（最高血圧）
80
90
100
110
(mmHg)
拡張期血圧（最低血圧）

上が140以上、下が90以上で「高血圧」といわれる。家庭で測るほうが低くなりやすく、家庭血圧では、上が135以上、下が85以上で高血圧となる
左図の正常高値血圧は高血圧ではないが、要注意の値

出典：日本高血圧学会「高血圧治療ガイドライン2019」

発熱や痛みなど体調の変化があるときは

手術の後は免疫力が低下し、感染症にかかりやすくなります。血液中に細菌などが入った場合、人工弁で繁殖することがあるので、要注意です。

感染を予防する

感染の原因となりやすい病気は医療機関を受診して治療しましょう。歯周病は多くの人がかかっています。現時点で自覚症状がなくても、定期的に歯科検診を続けましょう。ただし、歯科治療は手術直後はできれば避けてください。

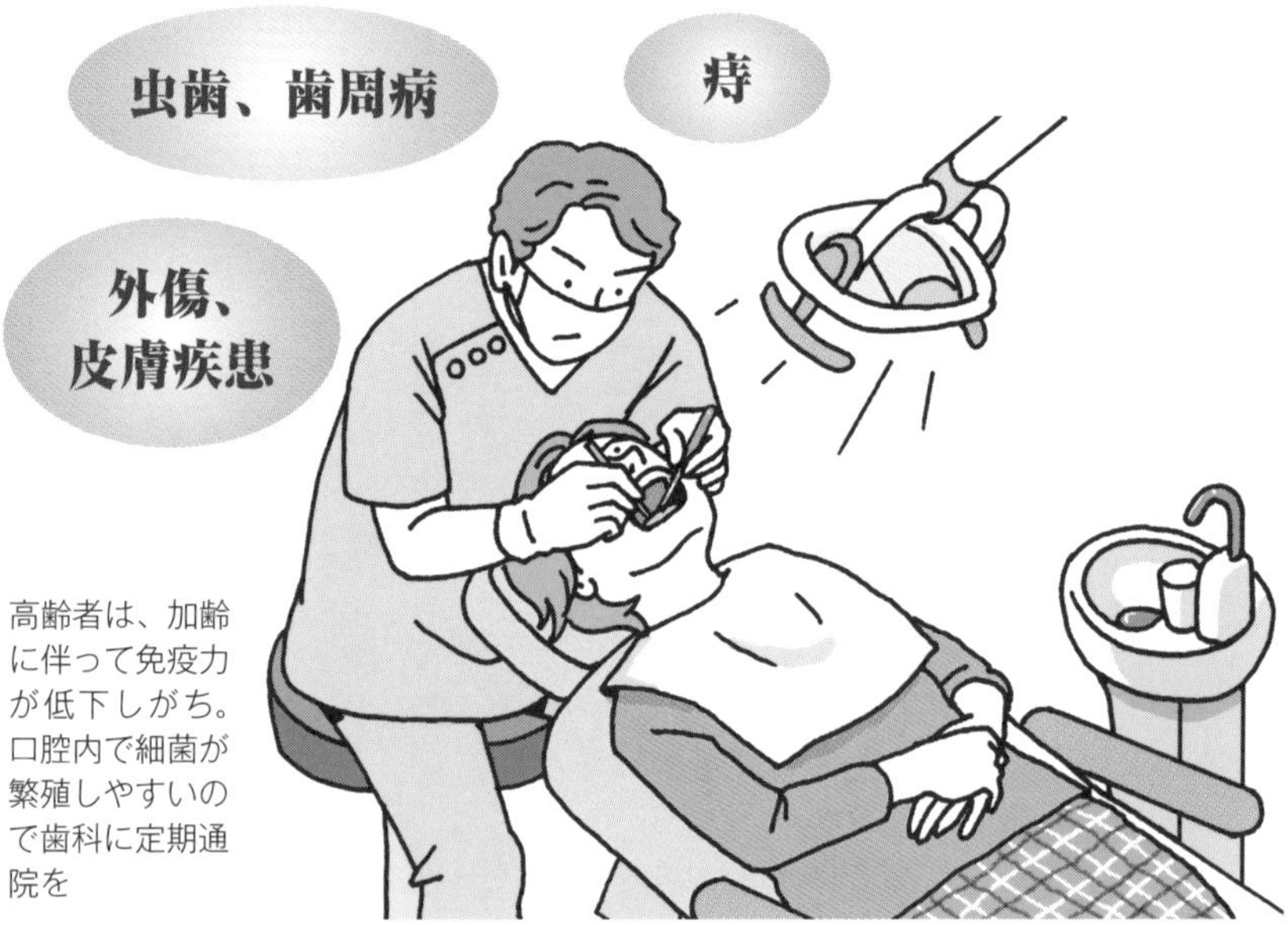

高齢者は、加齢に伴って免疫力が低下しがち。口腔内で細菌が繁殖しやすいので歯科に定期通院を

感染性心内膜炎を防ぐことが大切

退院後は経過をみるために定期通院します。聴診のほか心エコー検査をすることもあります。体調などで気になることがあれば、このとき相談しましょう。ただし、発熱が続くなどの症状があるときは、定期受診予定日を待たずに受診します。

人工弁を入れた人は感染性心内膜炎に要注意です。免疫力が落ちていると、血液中に入った細菌が人工弁で繁殖することがあるからです。かぜかもしれないなどと自己判断はやめましょう。

日ごろから、うがい・手洗いはもちろんのこと、歯周病の予防など、感染対策をしましょう。

こんな症状・変化はすぐに報告する

下記のような症状・変化は要注意のサインです。心臓の異常ではないこともありますが、自己判断はできません。次の定期受診予定日を待たず、早めに受診しましょう。

体重は定期的に量るようにしよう

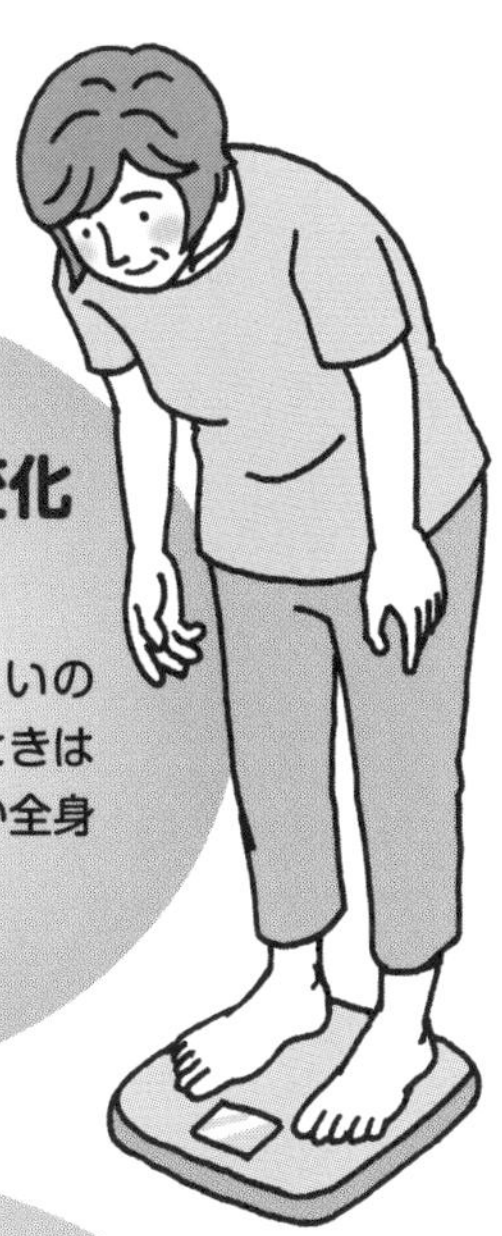

体重の急激な変化（特に増加）

食事量が特に変わらないのに、急に体重が増えたときは要注意。むくみがないか全身をチェックする

むくみがある

心臓に異常があると、顔、すねや足の甲などにむくみがおこることも。すねを指で押して、へこんだままなら、むくんでいる

せきやたんが続く

心臓の働きが低下して肺にうっ血がおこると、夜、横になるとせきが出る、たんが増えるといった症状が現れる

息切れ、動悸、めまいがする

せきやたんと同じく、心臓の働きが低下しているサインのこともある

不整脈がある（脈の乱れなど）

急に速くなったり、脈が飛んだりするなどの異常があるときも要注意

生活習慣

過労や睡眠不足を避け、運動は徐々に

心臓手術を受けたあとは、免疫力が落ちます。日ごろから過労、睡眠不足を避け、免疫力を落とさないようにします。運動も、体調をみながら徐々に始めましょう。

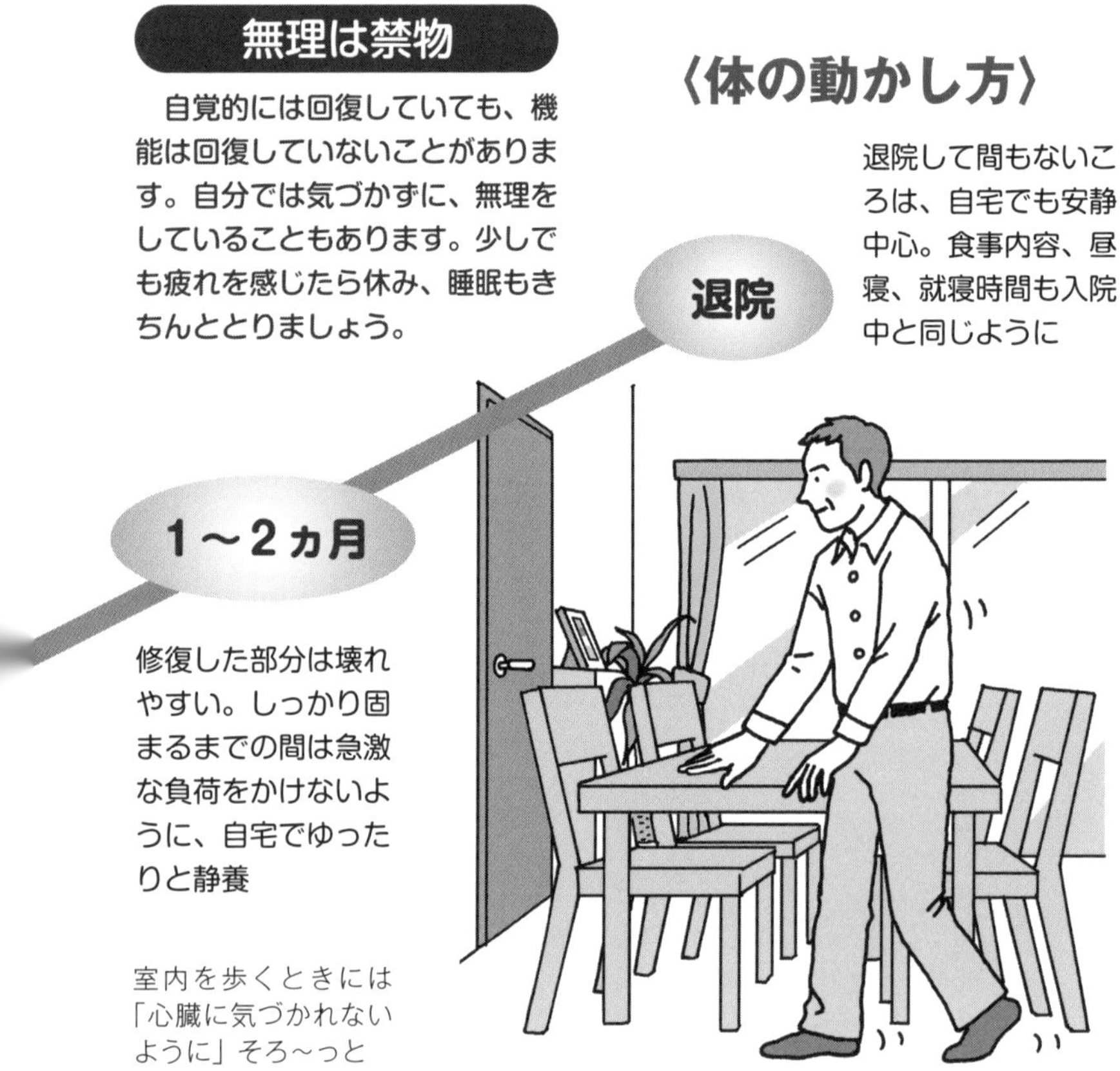
〈体の動かし方〉
退院
退院して間もないころは、自宅でも安静中心。食事内容、昼寝、就寝時間も入院中と同じように
1～2ヵ月
修復した部分は壊れやすい。しっかり固まるまでの間は急激な負荷をかけないように、自宅でゆったりと静養
無理は禁物
自覚的には回復していても、機能は回復していないことがあります。自分では気づかずに、無理をしていることもあります。少しでも疲れを感じたら休み、睡眠もきちんととりましょう。
室内を歩くときには「心臓に気づかれないように」そろ～っと

規則正しい生活習慣を身につけよう

弁膜症の手術をすると、これまで自覚していなかった症状がとれて、「楽になった」「もう大丈夫」などと感じる人もいます。なかには、仕事に復帰し、無理をしてしまう人も。なにもない健康な人でも、過労や睡眠不足は免疫力を低下させます。食事、仕事、睡眠時間など、規則正しい生活習慣を身につけましょう。

運動は焦らず無理をせず体調をみて

退院してからしばらくは、安静の程度、食事、日常動作などは、入院中と同じような生活をします。体調をみて徐々に運動を始めて

〈過労に注意〉

仕事中には適宜休憩をとろう。体の疲れだけでなく精神的な疲労にも注意。体にも心にもストレスをためないように

〈睡眠不足〉

睡眠不足が続くと、心筋梗塞や狭心症になりやすいことが明らかになっている。就寝や起床の時間を決めて睡眠をしっかりとろう。体力が回復してくると昼間動かなくて眠れなくなることも。適度な運動をしよう

ストレッチ、ヨガ、スクワットなら早期に始められることが多い。主治医に相談を

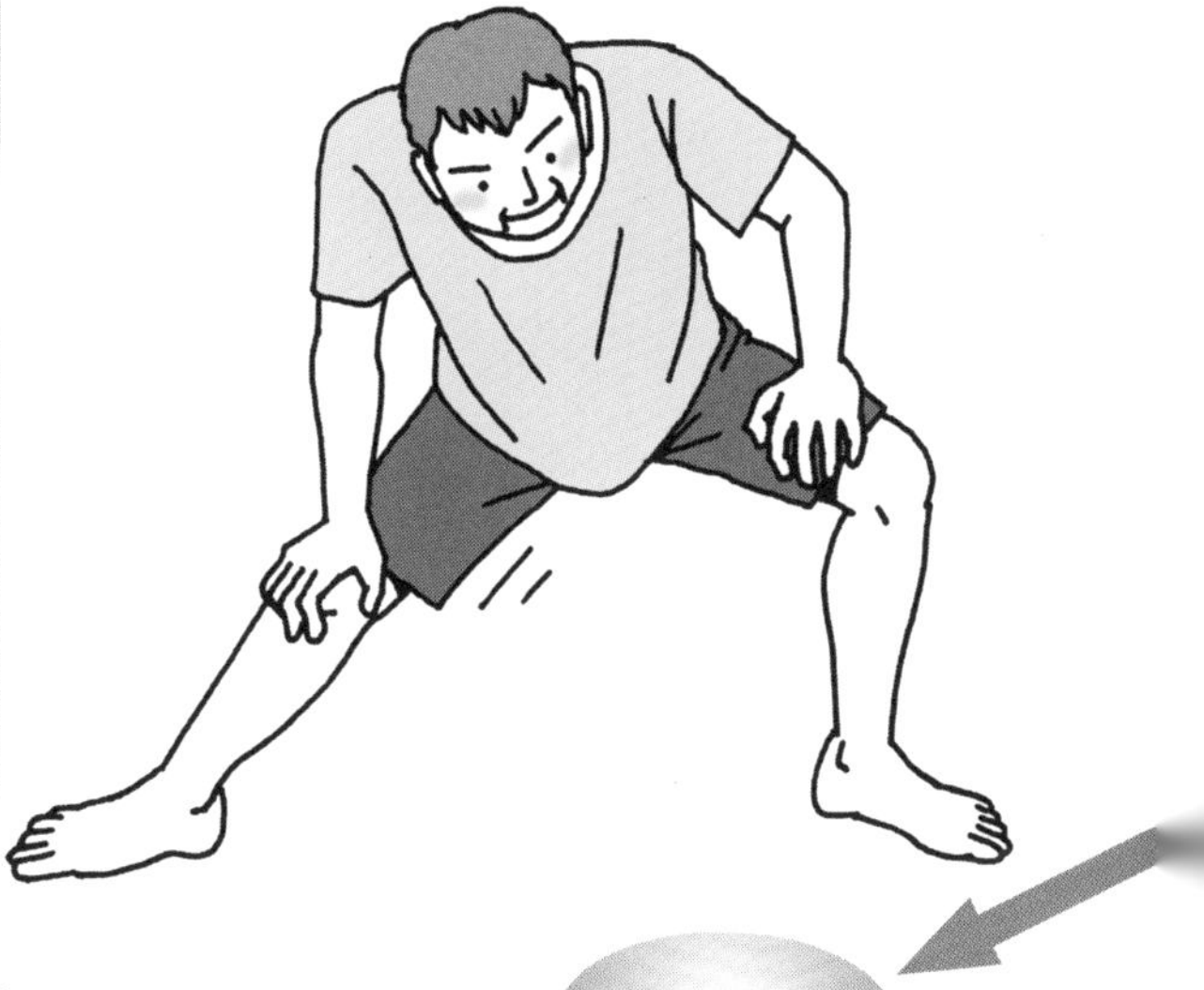

3ヵ月

慎重にしていた生活もひとくぎり（→P96）。軽い運動ならできる人も

一日の平均睡眠時間

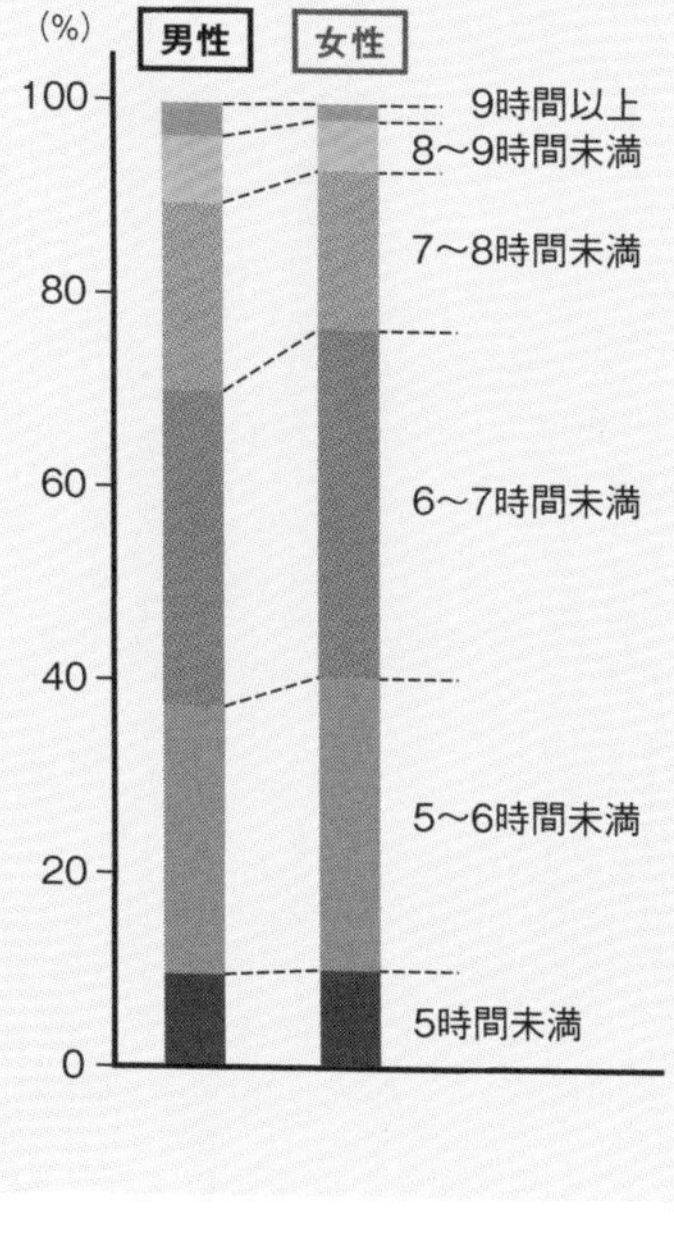

(%)
男性
女性
100
80
60
40
20
0
9時間以上
8〜9時間未満
7〜8時間未満
6〜7時間未満
5〜6時間未満
5時間未満

20歳以上の人の、一日の平均睡眠時間。多くの人が睡眠不足。高齢者では「夜中に目が覚めて困った」という回答も多い

出典：1日の平均睡眠時間
（厚生労働省「令和元年国民健康・栄養調査」）

もいいでしょう。ストレッチやスクワット、ヨガのようなゆったりした運動は早期に始められることが多いので主治医と相談してください。特に、重症だった人や外科手術を受けた人は、医師に相談しながら慎重に。

退院後しばらく安静にしていると、動きたくなってくる人もいます。もともとスポーツ好きでテニスやゴルフなどを楽しんでいた人は、手術後に早く運動できるのを待ち望んでいるでしょう。医師に相談のうえ、体調によっては運動を始められます。

職場復帰

復帰は個々の事情により、差が大きい

弁膜症の手術やカテーテル治療のあと、どのくらいで職場復帰できるか、気になる人は多いでしょう。手術を受けたときの年齢、病気の種類、治療法、仕事内容など、その人の事情によります。

三ヵ月、六ヵ月がひとつの区切り

職場復帰できる時期は、病気の種類、重症度、年齢、外科手術かカテーテル治療か、職種や仕事内容など、さまざまな事情によって違います。あえていうなら三ヵ月と六ヵ月がひとつの区切りです。

退院後は自宅安静一ヵ月が望ましいです。入院期間の二週間と合わせて退院後一ヵ月半で職場復帰する人もいますが、「かなりつらい」と言います。通勤ラッシュを避けるように遅刻と早退を組み合わせても、なかなかたいへんです。

新しい弁に心臓が慣れて以前とほぼ同じように仕事ができ、体もさほどつらくなくなるのは、三ヵ月から六ヵ月後のようです。

復帰の目安

人によって、仕事は職種、内容、環境など個人差が大きいので一概に言えません。ここでは、ゴルフで考えてみます。

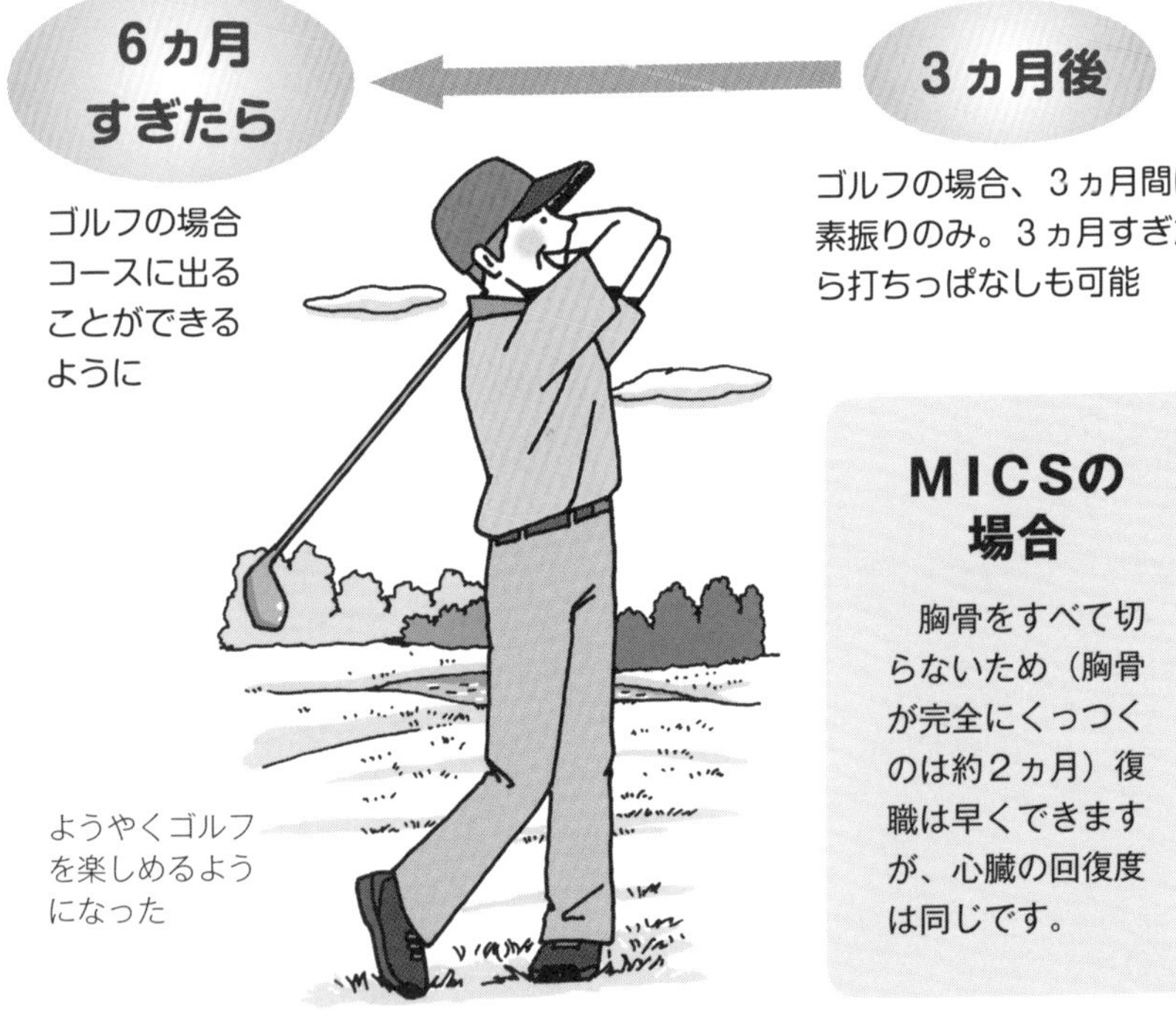

ゴルフの場合、3ヵ月間は素振りのみ。3ヵ月すぎたら打ちっぱなしも可能

ゴルフの場合コースに出ることができるように

ようやくゴルフを楽しめるようになった

MICSの場合

胸骨をすべて切らないため（胸骨が完全にくっつくのは約2ヵ月）復職は早くできますが、心臓の回復度は同じです。

ケーススタディ
⑧

無理をして再入院になってしまったHさん

Hさんは、無事に手術もすみ、退院後の回復も順調でした。そこで、もちまえの責任感の強さから、早々に職場復帰をしたのですが、無理をしたために、かえって本格的な復帰までに時間がかかってしまいました。

プロフィール

Hさん：男性（36歳）・会社員

- 僧帽弁閉鎖不全症
- 弁形成術
- 1ヵ月で復帰
- 心不全で再入院に

自分でも「これはまずいな」と感じたが、生来の責任感の強さから、休むと言い出せなかった

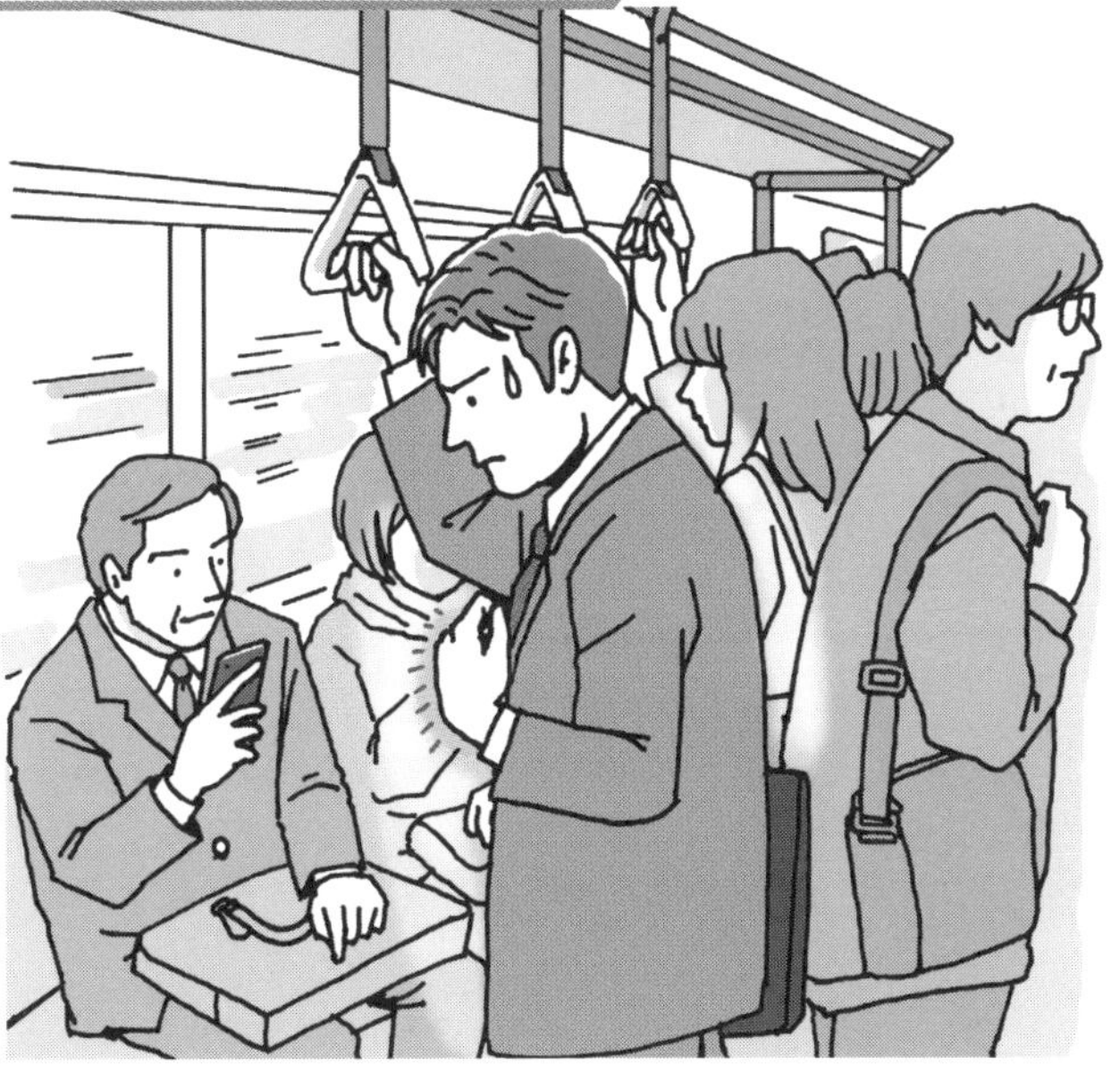

一ヵ月で復帰しがんばりすぎた

Hさんは僧帽弁閉鎖不全症で弁形成術を受けました。退院後は順調に回復。家族も「元気そう」と言うし、傷口も小さいので、一ヵ月で復帰することにしました。もともと忙しい職場で、長く休んでいられないと思ったからです。

退院後の診察で、「BNP（↓P35）が高いですね」と言われて気になったので、ラッシュ時を避けて通勤することにしました。

休んでいたぶんも取り戻そうと、無理をしていたようです。数日後には、職場で突然苦しくなり、気が遠くなりました。受診すると「心不全になっている」との診断。再入院になってしまいました。

ケーススタディ ⑨

Iさんは家族の協力で順調に回復

専業主婦のIさんが、弁膜症の手術をすることになりました。本人もさることながら、家族もおおいに驚きました。Iさんに任せきりだったことを反省し、今後は家族で家事を分担することにしたのです。

プロフィール

Iさん：女性（63歳）・専業主婦

- 大動脈弁置換術

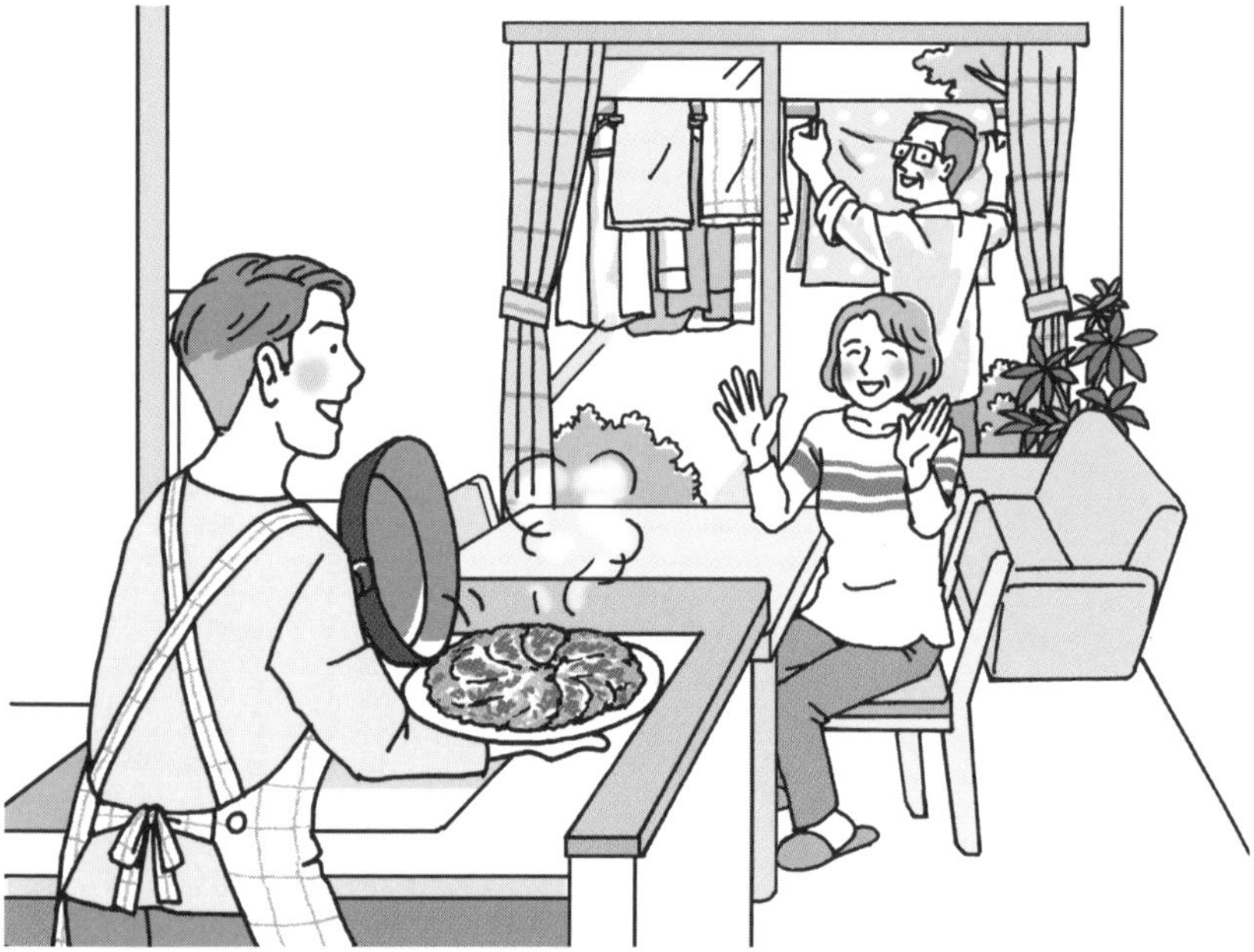

じつは料理が得意な息子と、洗濯などIさんに任せきりだった夫が、家事の分担を決めていた

夫と息子が家事を分担

これまで大きな病気をしたこともないIさんですが、弁膜症と診断され大動脈弁置換術を受けることになりました。本人もさることながら、家族もびっくり。

心配した手術も無事に終わり自宅に戻ってきたIさん。二週間ほどの間に室内がちらかっているのが気になりました。そこで、片づけぐらいならできるだろうと、そろそろ動きはじめたところ、家族から「とんでもない」と止められました。家族が家事をすべてやろうと相談していたのです。

それから三ヵ月後。Iさんは家事もできるようになりました。今度、小旅行の計画もしています。

■監修者プロフィール

加瀬川 均（かせがわ・ひとし）

国際医療福祉大学三田病院心臓外科特任教授。早稲田大学理工学術院総合研究所招聘研究員。心臓血管外科名誉専門医。医学博士。1980年千葉大学医学部卒業。1982年国立循環器病研究センター心臓血管外科。1991年より公益財団法人日本心臓血圧研究振興会附属榊原記念病院、1994年同心臓血管外科部長、2001年同副院長、2008年同特命顧問、2015年同先進医療研究室長。著書に『完全図解 よくわかる心臓弁膜症』（講談社）がある。

■参考文献

加瀬川均著『完全図解 よくわかる心臓弁膜症』（講談社）

■画像提供

アボットメディカルジャパン合同会社（P48機械弁、P65）
エドワーズライフサイエンス株式会社（P48生体弁）
リヴァノヴァ株式会社（P70）

健康ライブラリー イラスト版

心《しん》臓《ぞう》弁《べん》膜《まく》症《しょう》

よりよい選《せん》択《たく》をするための

完《かん》全《ぜん》ガイド

2021年5月25日 第1刷発行

監 修 加瀬川 均（かせがわ・ひとし）
発行者 鈴木章一
発行所 株式会社講談社
東京都文京区音羽2-12-21
郵便番号 112-8001
電話番号 編集 03-5395-3560
販売 03-5395-4415
業務 03-5395-3615

KODANSHA

印刷所 凸版印刷株式会社
製本所 株式会社若林製本工場
N.D.C. 493 98p 21cm

ISBN978-4-06-523502-7

●編集協力 重信真奈美 新保寛子（オフィス201）
●カバーデザイン 望月志保（next door design）
●カバーイラスト 長谷川貴子
●本文デザイン 小山良之
●本文イラスト 秋田綾子 千田和幸